城乡环卫一体化建设与管理探究

迟焕秀◎著

经济日报 出版社

北京

图书在版编目 (CIP) 数据

城乡环卫一体化建设与管理探究 / 迟焕秀著.

北京：经济日报出版社，2024.10. -- ISBN 978-7
-5196-1514-7

Ⅰ . R12

中国国家版本馆 CIP 数据核字第 2024FE7116 号

城乡环卫一体化建设与管理探究

CHENGXIANG HUANWEI YITIHUA JIANSHE YU GUANLI TANJIU

迟焕秀　著

出　　版：经济日报出版社

地　　址：北京市西城区白纸坊东街 2 号院 6 号楼 710（邮编 100054）

经　　销：全国新华书店

印　　刷：武汉恰皓佳印务有限公司

开　　本：710mm×1000mm　1/16

印　　张：12

字　　数：189 千字

版　　次：2024 年 10 月第 1 版

印　　次：2024 年 10 月第 1 次印刷

定　　价：72.00 元

前　言

随着城市化进程的稳步推进，我国城乡面貌日新月异，高楼林立、车水马龙成为城乡的新常态。然而，伴随着这一进程，环境卫生问题也愈发凸显，成为城乡发展中不可忽视的挑战。城乡环境卫生直接关系到城乡居民的生活质量，同时还是衡量一个国家和地区文明程度的重要指标。在全球化和现代化的浪潮下，如何有效整合城乡环境卫生资源，构建高效、可持续的环卫管理体系，已成为摆在我们面前的一项紧迫任务。

本书正是对这一命题的深入思考和系统总结，旨在从理论与实践相结合的角度，全面剖析城乡环卫一体化的内涵、现状、挑战与对策，以期为推动城乡环境卫生改善提供有力的理论支撑和实践指导。在撰写过程中，本书借鉴了国内外相关研究成果和实践经验，力求展现城乡环卫一体化建设与管理的最新理论和实践成果。城乡环卫一体化建设与管理不仅涉及环境卫生的硬件设施建设，更涵盖了政策制定、资源配置、管理体系构建等多个层面。这需要我们在城乡统筹发展的框架下，打破城乡二元结构，实现环境卫生资源的优化配置和高效利用。通过构建统一、高效、可持续的环卫管理体系，我们可以更好地改善城乡居民的生活环境，提高生活质量，推动城乡经济社会的协调发展，促进生态文明建设。

例如，在城乡环卫一体化实践中，我们可以借鉴一些成功的案例。比如，某些地区通过实施垃圾分类制度，有效地提高了资源回收利用率，减少了垃圾处理压力。同时，这些地区还建立了完善的垃圾清运和处理体系，确保垃圾能够及时、有效地得到处理。这些案例为我们提供了宝贵的经验，有助于我们更好地推动城乡环卫一体化建设与管理。

展望未来，城乡环卫一体化建设与管理将面临更加严峻的挑战和更高的要求。随着城市化进程的加速推进，城乡环境卫生问题将更加突出。同时，随着人们对生活质量要求的不断提高，对城乡环境卫生的要求也将更加严格。因此，我们需要不断创新和完善城乡环卫一体化建设与管理的理念和方法，以适应新形势下的需求。此外，随着科技的进步和创新，我们可以将更多的现代科技手段应用到城乡环卫一体化建设与管理中。例如，利用大数据、人工智能等技术手段，实现对城乡环境卫生状况的实时监控和分析，为政策制定和管理提供更为准确的数据支持。同时，还可以探索利用生物技术、新材料等手段，提高垃圾处理效率和资源回收利用率，推动城乡环境卫生事业的可持续发展。

城乡环卫一体化建设与管理是一项系统工程和社会工程，需要政府、企业、社会各界共同努力。我们期待通过本书的出版，能够引发更多人对城乡环境卫生问题的关注和思考，共同推动城乡环卫一体化建设与管理的深入发展。同时，我们也希望本书能够成为广大环卫工作者和研究者的良师益友，为推动我国城乡环境卫生事业的进步贡献一份力量。让我们携手共进，共同创造一个美丽、宜居的城乡环境！

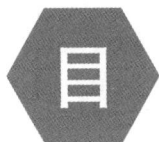

目录
CONTENTS

第一章　城乡环卫一体化的理论基础

第一节　城乡环卫一体化的概念与内涵

城乡环卫一体化是一个旨在打破城乡二元结构，实现城乡环卫设施共建共享、环卫服务同质同效的战略性概念。它强调将城市和农村作为一个整体进行环卫规划和管理，通过优化资源配置、提升服务质量、加强监管考核等手段，推动城乡环卫事业协调发展，构建美丽宜居的城乡环境。

其内涵主要体现在以下几个方面：

（1）城乡环卫一体化注重统一规划

这意味着在制定环卫规划时，要充分考虑城市和农村的实际情况和发展需求，确保环卫设施的建设和布局既符合城市发展的需要，又能满足农村地区的环卫需求。

（2）城乡环卫一体化强调资源共享和优势互补

通过整合城乡环卫资源，实现设施、人员、技术等要素的共享和优化配置，提高环卫工作的效率和效益。同时，发挥城市和农村各自的优势，推动环卫服务水平的提升和创新。

（3）城乡环卫一体化注重服务质量的提升

这包括加强环卫作业人员的培训和管理，提高环卫作业的规范化和专业化水平；加强环卫设施的维护和保养，确保其正常运行和有效使用；加强环卫服务的监管和考核，确保服务质量和效果达到预期目标。

（4）城乡环卫一体化强调公众参与和共建共治

通过加强宣传教育，提高居民对环卫工作的认识和参与度；通过建立健全的环卫管理机制和制度，明确各方职责和权利，形成全社会共同参与、共同治理的良好氛围。

第二节　城乡环卫一体化的理论依据

城乡环卫一体化的理论依据主要基于可持续发展战略以及城乡统筹发展理念。

一、城乡环卫一体化是可持续发展战略在环卫领域的具体体现

（一）城乡环卫一体化强调经济、社会和环境的协调发展

在经济层面，城乡环卫一体化的实施为农村地区经济发展注入了新的活力。通过优化环卫资源配置和提高环卫效率，农村地区得以更加有效地管理和处置垃圾，提升了整体环境卫生水平。这一变革不仅促进了环保产业的兴起和发展，还为当地创造了更多的就业机会，为经济增长注入了强大的动力。例如，随着环卫需求的增加，环卫服务行业得以迅速发展，从而带动了相关产业链的发展，包括环卫设备制造、垃圾处理技术研发等领域，进一步丰富了农村地区的经济结构。

在社会层面，城乡环卫一体化对于提升农村居民的生活质量具有显著作用。通过改善生活环境，农村居民能够享受到更加清洁、卫生、美观的居住环境，从而提升了他们的幸福感和获得感。同时，这一变革还有助于增强社会凝聚力和向心力，促进了乡村社会的和谐稳定。随着城乡交流与融合的加深，农村居民能够接触到更多的城市文化和生活方式，进一步拓宽了他们的视野，提高了整体素质。

在环境层面，城乡环卫一体化注重环境保护和生态平衡，为农村地区乃至整个社会的可持续发展奠定了良好基础。通过科学合理的垃圾处理和废弃物利用，农村地区得以减少环境污染和生态破坏，保护了自然资源和生态环

境。这种以环保为导向的发展模式不仅有助于提升农村地区的生态环境质量，还为整个社会的可持续发展提供了有力支撑。

（二）城乡环卫一体化体现了可持续发展战略中代际公平的原则

在推进城乡环卫一体化的进程中，人们始终秉持着环境保护与经济发展并重的理念，通过一系列的实践与创新，成功实现了环卫与经济的双赢局面。这一成就不仅彰显了我们对环境保护的坚定决心，也展示了我国在经济发展道路上的智慧与担当。城乡环卫一体化通过优化资源配置，显著提高了环卫设施的利用效率。在传统的环卫管理模式下，城乡之间的环卫资源分配往往存在不平衡的现象，导致了资源的浪费和效率的低下。而城乡环卫一体化的实施，打破了城乡之间的壁垒，实现了资源的优化配置和共享，使得环卫设施能够更好地服务于城乡居民，提高了环卫工作的整体效率和质量。城乡环卫一体化还降低了环卫成本，提高了环卫效益。通过整合城乡环卫资源，相关部门可以更加科学合理地安排环卫工作，避免了重复投入和无效劳动，从而有效降低了环卫成本。同时，随着环卫设施利用效率的提高，部门也能够更好地满足城乡居民的环卫需求，提升了环卫服务的水平和质量，实现了环卫效益的最大化。

这种环卫与经济的双赢局面，不仅为企业减轻了负担，提高了竞争力，也为经济发展注入了新的活力。随着环卫成本的降低和环卫效益的提高，企业能够更加专注于自身的核心业务和创新发展，提高了自身的竞争力和市场地位。

（三）城乡环卫一体化体现了可持续发展战略中的系统性和整体性思维

它不再局限于简单的城市或农村环卫工作，而是将这一领域与广大农村地区的经济、社会、文化等多个方面紧密相连，共同构建了一个相互依存、相互促进的复杂系统。

1. 城乡环卫一体化强调了环卫工作与农村经济的紧密结合

随着农村经济的不断发展，生活垃圾的产生量也在逐年上升。城乡环卫一体化的推进，使得农村地区能够享受到与城市相似的环卫服务，有效解决了垃圾处理难题，为农村经济的健康发展提供了有力保障。同时，环卫服务的发展也拉动了相关产业的增长，如垃圾处理设备制造、环卫服务提供等，为农村经济的多元化发展注入了新的活力。

2. 城乡环卫一体化体现了对农村文化的尊重与传承

在环卫工作推进过程中，不仅注重环境的改善，还充分考虑到农村地区的文化特色和历史传承。例如，在垃圾处理设施的设计和建设上，力求与农村环境相协调，减少对自然景观的破坏；在环卫政策的制定上，充分听取当地居民的意见和建议，确保政策能够真正符合农村地区的实际需求。这种尊重与传承文化的理念，使得城乡环卫一体化工作更加深入人心，得到了广大农村居民的积极支持和参与。

二、城乡统筹发展理念也是城乡环卫一体化的重要理论依据

城乡统筹发展，核心目标是消除城乡间的隔阂与差距，促进资源的合理流动和高效利用，实现城乡经济的协同发展和社会全面进步。在环卫领域，这一战略的实施具有尤为重要的现实意义。

（一）城乡环卫工作的分割状态长期以来制约了环卫事业的发展

城市与农村在环卫设施、技术、管理等方面存在明显的差异，这不仅导致了资源利用效率的不均衡，也影响了城乡居民环卫服务体验的均衡性。因此，打破城乡环卫工作的分割状态，实现城乡环卫设施的共建共享，成为推动城乡环卫事业共同进步的关键一步。

（二）共建共享环卫设施是实现城乡资源共享的具体体现

通过统筹规划，可以优化环卫设施的布局和配置，确保城乡居民都能享受到便捷、高效的环卫服务。同时，共建共享还可以降低建设成本，提高设

施利用效率，实现资源的最大化利用。

（三）实现环卫服务同质同效是城乡统筹发展在环卫领域的另一重要目标

这意味着无论是城市居民还是农村居民，都应享受到同样标准的环卫服务。通过加强环卫服务的标准化、规范化管理，可以确保城乡居民在环卫服务方面享有平等的权益，提升他们的生活质量和幸福感。

第三节　城乡环卫一体化的重要性与意义

城乡环卫一体化的重要性与意义在于多个方面，它不仅是城乡统筹发展的重要组成部分，也是提升居民生活品质、保护生态环境、促进经济社会可持续发展的关键举措。

一、推动城乡统筹发展，缩小城乡差距

（一）城乡环卫一体化强调统一规划，这一理念在环卫工作中具有深远的意义

统一规划不仅有助于优化资源配置，避免资源浪费和重复建设，更能确保环卫设施的建设和布局能够精准对接城乡居民的实际需求，提升环卫服务的质量和效率。

在制定环卫规划时，充分考虑城市和农村的实际情况和发展需求至关重要。城市地区人口密集，经济活动频繁，对环卫设施的需求量大且要求高。而农村地区虽然人口相对分散，但同样需要完善的环卫设施来保障居民的基本生活需求。因此，规划者需要深入调研，了解城乡不同地区的环卫需求，确保规划能够精准对接这些需求。

通过统筹规划，可以实现环卫设施建设的科学布局和合理配置。这不仅

可以避免资源的浪费和重复建设，还可以提高环卫设施的使用效率。例如，在垃圾处理设施的建设上，相关人员可以根据城乡垃圾产生量和处理能力的差异，合理规划垃圾转运站、焚烧厂、填埋场等设施的布局和规模，确保垃圾得到及时有效的处理。

此外，统一规划还有助于推动城乡环卫服务的均衡发展。通过优化环卫设施布局，加强城乡环卫服务的衔接和互补，可以让农村居民享受到与城市居民同等的环卫服务，缩小城乡差距，促进城乡一体化发展。

（二）城乡环卫一体化在注重统一建设的同时也对环卫设施质量和安全性给予了高度重视

统一建设不仅有助于提升环卫设施的整体水平，更能确保城乡居民享受到优质的环卫服务。在建设环卫设施时，遵循统一的标准和要求至关重要。这包括设施的设计、材料选择、施工工艺等方面，都必须严格按照国家和地方的相关法规和标准进行。通过统一标准，可以确保环卫设施的质量和安全性，避免因为标准不一而导致的质量问题或安全隐患。同时，加强设施建设过程中的监督和管理也是统一建设的重要环节。相关部门应建立健全的监管机制，对设施建设过程进行全程跟踪和监督。这包括对施工现场的安全管理、工程质量的定期检查、进度的把控等方面。通过加强监督和管理，可以确保工程质量和进度，及时发现和解决问题，确保环卫设施建设的顺利进行。

此外，统一建设还有助于提升环卫设施的互通性和共享性。从经济的视角深入剖析，统一建设环卫设施所带来的规模效益不容忽视。集中管理和规模化经营不仅能够有效减少运营成本，还能够显著提高经济效益。这种统一的规划和建设方式，能够在多个层面上优化资源配置，从而避免不必要的投资，使有限的资金得到更加精准和高效的利用。

在设备采购方面，统一建设环卫设施的模式具有显著的优势。通过集中采购，不仅能够获得更大的采购量，从而在谈判中占据更有利的位置，还能够借助规模效应，获得更多的优惠和折扣。这种采购方式不仅有助于降低采购成本，还能够确保设备的品质和性能，从而进一步提升整体运营效率和经济效益。

在人力资源方面，统一建设环卫设施同样具有独特的优势。通过统一调配，可以实现对人力资源的最大化利用，避免人力浪费。这种调配方式不仅有助于优化人力资源的配置，还能够提升员工的工作效率和工作质量，从而进一步提升整体运营效率和经济效益。

（三）城乡环卫一体化在强调统一管理的同时也对提升环卫工作专业化和规范化水平给予了高度重视

通过建立健全的环卫管理制度和机制，可以明确各方职责和权利，形成科学、规范、高效的环卫管理体系，从而推动环卫服务的质量和效率得到显著提升。

1. 统一管理有助于明确环卫工作的目标和任务

通过制定统一的环卫管理规划和标准，相关人员可以确保城乡环卫工作的连贯性和一致性，避免因为管理混乱而导致的资源浪费和效率低下。同时，统一管理还可以促进环卫工作的协同和配合，实现各环节之间的无缝衔接，提高整体工作效率。

2. 统一管理有助于提升环卫工作的专业化和规范化水平

通过建立健全的环卫管理制度和机制，相关人员可以规范环卫工作的操作流程和服务标准，确保环卫工作的专业性和规范性。这不仅可以提高环卫服务的质量和效率，还可以增强公众对于环卫工作的信任度和满意度。

3. 统一管理还有助于强化环卫工作的监督和考核

通过建立完善的监督和考核机制，相关人员可以对环卫工作的执行情况进行实时跟踪和评估，及时发现和解决问题。同时，监督和考核还可以激励环卫工作人员积极履行职责，提高工作效率和服务质量。

二、提升居民生活品质，改善城乡环境

（一）城乡环卫一体化使得街道变得更加干净整洁

在过去，城乡环卫工作之间的差异如同天壤之别。城市的街道，沐浴在

现代化的光辉之下，整洁有序，仿佛一幅精心绘制的画卷。然而，转向农村地区，却常常能见到另一番景象：垃圾随意丢弃，街道脏乱差。这不仅对农村地区的居民生活造成了严重影响，更成为制约农村经济发展的沉重枷锁。

然而，随着城乡环卫一体化的深入推进，这一局面得到了根本性的改变。如今，环卫标准在城乡之间已经实现了统一，无论是繁华的都市还是宁静的乡村，都遵循着同样的环卫要求和规范。街道清扫、垃圾收运等工作得到了前所未有的加强，环卫设施也在不断地完善和优化。

行走在今天的城市与乡村，人们会发现，干净整洁的街道和有序的垃圾收运已经成为常态。城乡之间的环境差距正在逐渐缩小，居民们的生活品质也因此得到了显著提升。这种变化不仅仅是表面上的整洁与美观，更是城乡居民生活质量的全面提升。

城乡环卫一体化的实施，不仅让街道变得更加干净整洁，更重要的是，它在潜移默化中提升了城乡居民的环保意识和卫生习惯。随着环卫工作的深入开展，越来越多的居民开始关注环境问题，积极参与环卫工作，共同维护家园的清洁与美丽。这种全民参与、共同维护的环保氛围，正是城乡环卫一体化所带来的宝贵财富。

此外，城乡环卫一体化还促进了城乡经济的协调发展。随着农村环境的改善，农村的旅游业、农业等产业也得到了更好的发展。游客们被农村美丽的自然风光和整洁的环境所吸引，为当地的旅游业注入了新的活力。同时，农业的发展也受益于环境的改善，农作物的产量和质量都得到了提升，为农村的经济增长提供了新的动力。

（二）公园绿地等公共空间的卫生质量也得到了显著提升

公园绿地等公共空间，作为居民休闲娱乐的重要场所，其卫生质量的提高直接关系到居民的生活质量和幸福感。在城乡环卫一体化的推动下，公园绿地得到了更加全面和精细化的管理。绿化植被得到了更加专业的养护，从选种、种植到日常修剪、灌溉，都严格按照科学的标准进行。这不仅保证了绿植的健康生长，更使得公园四季常绿、景色宜人。同时，公园内的设施设备也得到了及时的维修和更新，无论是休闲座椅、健身器材还是照明设施，都保持了良好的使用状态，为居民提供了更加舒适、安全的休闲环境。除了硬件设施的改善，城乡环卫一体化还在公共空间的管理上下了大功夫。通过推广垃圾分类制度，公园绿地内的垃圾得到了有效的分类和处理。居民在享受休闲时光的同时，也积极参与垃圾分类，共同维护公共空间的清洁。环卫部门则加强了垃圾收运和处理工作，确保垃圾得到及时、高效的清理，避免了垃圾堆积和环境污染。这些变化使得公园绿地等公共空间焕发出了新的活力。它们不仅成为居民休闲娱乐的好去处，更成为展示城乡环卫一体化成果的重要窗口。居民们在这里散步、健身、交流，享受着清洁、美丽的环境带来的愉悦和舒适。

（三）城乡环卫一体化的实施还带来了空气和水质的改善

在空气质量方面，城乡环卫一体化推动了更为严格的环保措施。过去，工厂排放和车辆尾气等污染源常常对空气造成污染，影响居民的健康。然而，随着环卫一体化的推进，相关部门加大了对这些污染源的管控力度。工厂被要求采用更为环保的生产工艺，减少废气排放；车辆尾气排放标准也得到了提升，减少了对空气的污染。这些措施的实施，使得城乡地区的空气质量得到了显著提升，居民能够呼吸到更加清新的空气，减少了呼吸道疾病的发生。

同时，在水质方面，城乡环卫一体化也发挥了重要作用。过去，由于工业废水和生活污水的随意排放，许多城乡地区的水质受到了严重污染。伴随环卫一体化的推进，水质净化工作得到了加强。相关部门建设了更多的污水处理设施，对工业废水和生活污水进行了有效处理，防止了污水直接排入河流和湖泊。此外，还加强了对水源地的保护，防止了污染物的侵入。这些措施的实施，使得城乡地区的水质得到了显著改善，居民能够喝到更加干净的水，减少了因水质问题引发的健康问题。

三、保护生态环境，促进可持续发展

通过科学分类、处理和资源化利用垃圾，城乡环卫一体化不仅减少了环境污染和生态破坏，还为可持续发展奠定了坚实的基础，确保了子孙后代能够继续生活在一个美丽、宜居的环境中。

（一）城乡环卫一体化注重垃圾分类的科学性

1. 科学分类垃圾是实现资源有效回收和再利用的关键步骤

通过对垃圾进行细致的分类，可以将可回收物，如金属、塑料、纸张等，以及有害垃圾，如废电池、灯泡等，准确分离出来。这些可回收物经过专业处理，可以再次转化为生产原料，从而减少对新资源的开采和消耗，实现资源的循环利用。这不仅有助于节约自然资源，还有助于推动循环经济的发展。

2. 科学分类垃圾有助于降低垃圾处理过程中的能源消耗和环境污染

传统的垃圾处理方式往往采用填埋或焚烧，这不仅会占用大量土地资源，还会产生有害气体和温室气体。而通过科学分类，可以将不同种类的垃圾采用更为环保和高效的处理方式，如有害垃圾进行专业处理，厨余垃圾进行生物降解等，从而减少对环境的污染和破坏。

3. 科学分类垃圾有助于提高垃圾处理的效率

通过对垃圾进行细致分类，可以使得垃圾处理设施更加专注于处理某一类垃圾，从而提高处理效率和质量。同时，科学分类也有助于减少垃圾处理过程中的问题和挑战，如减少因垃圾成分复杂而导致的处理设备故障等。

（二）城乡环卫一体化强调垃圾处理的环保性

城乡环卫一体化在垃圾处理方面，不仅强调高效与科学，更是将环保性作为核心原则，贯穿于垃圾处理的每一个环节。这一理念体现了对环境保护的深刻认识和对可持续发展的坚定追求。

在垃圾处理过程中，城乡环卫一体化积极采用了一系列环保措施和技术，以最大程度地减少对环境的影响。生物降解技术便是其中的佼佼者，它利用微生物将有机垃圾分解为无害的物质，不仅避免了垃圾填埋对土地资源的占用，还减少了垃圾处理过程中可能产生的二次污染。此外，焚烧发电技术也是一项重要的环保措施，通过高温焚烧垃圾产生热能，进而转化为电能，不仅实现了垃圾的资源化利用，还减少了温室气体的排放。

这些环保措施和技术的应用，不仅提升了垃圾处理的效率和质量，更重要的是，它们为环境保护和可持续发展作出了积极贡献。通过减少土地资源的占用、降低污染物的排放以及实现资源的循环利用，城乡环卫一体化在垃圾处理方面取得了显著成效，为城乡居民创造了一个更加宜居、健康的生活环境。

（三）城乡环卫一体化还注重资源化利用

城乡环卫一体化在推动垃圾处理的同时，特别注重资源化利用，力求将废弃物转化为有价值的资源，实现"垃圾资源化"的目标。这一理念不仅有助于减少垃圾的数量，降低对环境的压力，更能有效促进资源的循环利用，推动经济的可持续发展。

1. 城乡环卫一体化采用了多种先进的技术和方法

例如，厨余垃圾作为一种常见的有机垃圾，通过相关技术可以转化为有机肥料。这种肥料富含养分，对农作物的生长具有良好的促进作用，既减少了垃圾的产生，又促进了农业的可持续发展。

2. 废纸等可回收物的资源化利用也是城乡环卫一体化工作的重要组成部分

通过再生技术，废纸可以被加工成新的纸张产品，实现资源的循环利用。这种资源化利用方式不仅减少了对原生木材的需求，降低了对自然资源的消耗，还降低了垃圾处理过程中的能源消耗和环境污染。

3. 城乡环卫一体化还积极探索其他垃圾的资源化利用途径

例如，废旧家电等电子产品中的金属和塑料等材料可以通过拆解和分离技术实现资源的回收利用。这不仅有助于减少垃圾的数量，还能降低对环境的污染。

四、促进经济社会发展，增强综合竞争力

通过提升城乡形象、改善投资环境、优化资源配置以及提高工作效率，城乡环卫一体化为经济社会健康发展注入了强劲动力。

（一）城乡环卫一体化有助于提升城乡形象

一个整洁、美丽的城乡环境，不仅为居民提供了宜居的生活空间，更是地区文明程度和管理水平的直观体现。

1. 城乡环卫一体化有助于改善城乡环境

传统的环卫管理模式往往存在城乡差异，导致部分地区环境脏乱差。而城乡环卫一体化打破了这种壁垒，实现了城乡环卫资源的共享和优化配置。通过统一规划、统一标准、统一管理，可以全面提升城乡环境的卫生水平，让城乡环境焕然一新。

2. 城乡环卫一体化能够展示地区的文明程度和管理水平

一个地区的文明程度和管理水平往往通过其环境状况来体现。城乡环卫一体化的实施，展示了政府对城乡环境问题的重视和决心，也体现了地区在环境卫生管理方面的先进性和专业性。这种文明、有序的环境形象，将吸引更多的投资和人才，推动地区经济社会的发展。

3. 城乡环卫一体化还有助于提升居民的幸福感和归属感

一个干净整洁、环境优美的城乡环境，能够提升居民的生活品质，让他们享受到更加舒适、健康的生活。同时，这种环境形象的提升也会让居民更加自豪和自信，增强他们对家乡的认同感和归属感。

（二）城乡环卫一体化能够改善投资环境

城乡环卫一体化不仅能够提升环卫服务质量，加强设施建设和维护，还能为投资者创造一个清洁、有序、安全的投资环境，从而吸引更多的外来投资和人才，推动地区经济的快速发展。

1. 城乡环卫一体化通过提升环卫服务质量，为投资者提供了更加优质的环境保障

环卫服务是城市形象的重要组成部分，一个干净、整洁的城乡环境能够给投资者留下良好的印象，增强他们对投资地区的信心和好感。城乡环卫一体化通过整合环卫资源，优化服务流程，提高服务效率，使得城乡环境得到了显著提升，为投资者创造了一个更加舒适、宜居的投资环境。

2. 城乡环卫一体化加强了设施建设和维护，为投资者提供了更加完善的硬件支持

环卫设施是城市基础设施的重要组成部分，它们的完善程度直接影响到城乡环境的品质。城乡环卫一体化注重设施建设和维护的投入，通过新建、改造、升级环卫设施，提升了设施的使用效率和覆盖率，使得投资者能够享受到更加便捷、高效的城市服务，为他们的投资活动提供了有力的支持。

3. 城乡环卫一体化还能够为投资者创造一个安全、稳定的投资环境

通过加强环卫管理和监督，城乡环卫一体化能够有效预防和减少各类环境卫生问题的发生，保障投资者的生命财产安全。同时，环卫服务的规范化、标准化也能够提高城乡管理的水平和效率，为投资者提供更加稳定、可靠的投资保障。

（三）城乡环卫一体化能够提高环卫工作效率

1. 城乡环卫一体化注重引入先进的环卫设备和技术

随着科技的不断发展，环卫领域也涌现出了许多高效、环保的设备和技术。城乡环卫一体化积极采用这些新技术和新设备，如智能垃圾分类系统、高效清扫车辆等，不仅提高了环卫工作的自动化和智能化水平，还大大减少了人力成本和时间成本，使环卫工作更加高效、便捷。

2. 城乡环卫一体化加强了人员培训和管理

环卫工作的质量和效率与工作人员的专业素养和管理水平密切相关。城乡环卫一体化通过定期组织培训和学习活动，提升环卫工人的业务能力和操作技能，使他们能够更好地适应新设备和新技术的使用。

3. 城乡环卫一体化还通过优化工作流程和资源配置，提高了环卫工作的整体效率

它打破了城乡之间的分割，实现了环卫资源的统一调度和优化配置，避免了资源的浪费和重复投入。同时，通过合理规划环卫设施和服务网点，提高了环卫服务的覆盖率和响应速度，使得环卫工作更加高效、便捷。

五、增强社会文明程度，提升公民素质

城乡环卫一体化不仅促进了城乡居民环保意识的提升，还引导他们养成了良好的文明习惯，进而推动了整个社会文明程度的提升。

（一）城乡环卫一体化通过加强宣传教育，普及环保知识，提高了城乡居民对环保问题的认识和重视程度

环保讲座是其中的重要一环，通过邀请环保领域的专家学者，用生动的讲解和案例分析，向居民们传递环保理念，解答他们在日常生活中遇到的环保问题。公益广告则通过简洁明了的画面和语言，在公共场所、媒体平台等广泛传播，提醒人们关注环保，践行绿色生活。宣传栏则定期更新内容，展示环保知识、环保成果等，让居民们随时都能接触到环保信息。

这些宣传活动不仅让居民们了解到环保的重要性，还教会他们如何在日常生活中做到节约资源、减少污染。比如，居民们学会了垃圾分类，将可回收物、有害垃圾等分别投放，减少了对环境的污染；他们还学会了节约水电，减少浪费，降低了能源消耗。

宣传教育不仅能增强居民的环保意识，还能激发他们参与环保工作的热情和积极性。越来越多的居民开始主动参与到环保活动中来，如义务植树、清理垃圾等，他们用自己的行动为城乡环境的美化贡献力量。

（二）城乡环卫一体化引导居民积极参与环卫工作，形成全社会共同参与、共同治理的良好氛围

在城乡环卫一体化的推动下，居民们开始更加主动地参与到垃圾分类、环境整治等活动中来。他们通过亲手分类垃圾、清理街道、绿化庭院等方式，亲身感受到了环保工作的重要性和意义。在这个过程中，居民们不仅提升了自己的环保技能，还学会了如何更好地保护环境和资源。

参与环卫工作不仅让居民们获得了实际成果，更增强了他们的责任感和使命感。他们意识到，保护环境、维护城乡形象是每个人的责任，只有每个

人都积极参与，才能共同创造一个更加美好的家园。这种全民参与的方式，不仅让环卫工作变得更加高效，还能促进居民之间的交流和合作，增强了社区凝聚力和向心力。

（三）城乡环卫一体化还能推动城乡居民文明习惯的养成

通过一系列的管理措施和监督机制，城乡环卫一体化有效地引导居民摒弃不文明行为，逐步养成良好的卫生习惯和文明行为。

为了实现这一目标，城乡环卫一体化加大了对不文明行为的监管力度。乱扔垃圾、随地吐痰等行为不仅破坏了环境卫生，也损害了城市的文明形象。对此，城乡环卫一体化采取了一系列措施，如增加巡查频次、设置监控设备、加大执法力度等，对这些不文明行为进行制止和处罚。这些措施有效地遏制了不文明行为的发生，让居民们逐渐认识到维护环境卫生的重要性。同时，城乡环卫一体化还注重通过正面激励来引导居民养成良好的文明习惯。对于在环卫工作中表现突出的个人和集体，城乡环卫一体化会给予表彰和奖励，树立榜样和标杆。这些榜样不仅展示了优秀的环卫工作成果，更传递了文明、环保的价值观，激励更多的人加入环保事业。

第二章　城乡环卫一体化的历史演变与发展现状

第一节　城乡环卫一体化的历史演变过程

城乡环卫一体化的历史演变过程可以详细划分为以下几个具体阶段，每个阶段都有其独特的发展特点和重要的历史意义。

一、初始分割管理阶段

在城乡环卫一体化的初始阶段，城市和农村的环卫工作实行分割管理。城市地区由于经济发达和人口密集，环卫工作得到了相对较高的重视，环卫设施较为完善，环卫服务也比较到位。而农村地区由于经济相对滞后，人口分散，环卫工作往往被忽视，环卫设施匮乏，环卫服务也显得相对薄弱。这种分割管理的方式导致了城乡环卫工作的不均衡，农村地区的环境卫生问题日益突出。

二、试点与探索阶段

随着城乡发展不平衡问题的凸显，一些地区开始尝试进行城乡环卫一体化的试点。这些试点地区积极引入先进的环卫理念和技术，探索适合本地实际的环卫一体化模式。通过试点的实践，这些地区积累了宝贵的经验，为后续的全面推广提供了有力的支撑。试点与探索阶段的成功实践，不仅推动了城乡环卫一体化理念的普及，也为解决城乡环卫问题提供了新的思路和方法。

三、全面推进与深化阶段

在试点取得成功的基础上，城乡环卫一体化开始在全国范围内全面推进。政府加大对城乡环卫一体化的投入力度，制定一系列政策措施，推动城乡环卫设施的共建共享和环卫服务的同质同效。同时，加强对环卫工作的监管和考核，确保环卫工作的规范化和专业化。此外，通过宣传教育等方式，引导居民积极参与环卫工作，形成全社会共同参与的良好氛围。全面推进与深化阶段的实施，使得城乡环卫一体化工作取得了显著进展，城乡环卫工作的差距逐步缩小。

四、完善与提升阶段

随着城乡环卫一体化工作的深入推进，各地开始注重完善与提升环卫工作的质量和效率。在技术创新方面，各地积极引进和应用先进的环卫技术，如智能化垃圾分类系统、无人机巡查等，提高了环卫工作的科技含量和效率。在模式创新方面，各地结合本地实际，探索出多种适合本地发展的环卫一体化模式，推动了环卫工作的创新与发展。同时，加强对环卫人员的培训和管理，提高他们的专业素养和服务水平。此外，还注重培养居民的环保意识和文明习惯，推动社会文明程度的提升。完善与提升阶段的实施，使得城乡环卫一体化工作进入了一个新的发展阶段，城乡环境卫生状况得到显著改善。

第二节　城乡环卫一体化的发展现状分析

城乡环卫一体化作为当前环境卫生管理的重要模式，已经在全国范围内得到了广泛的推广和应用。它旨在通过整合城乡环卫资源，优化环卫服务流程，提高环卫工作效率，实现城乡环境卫生的均衡发展。

一、政策推动与投入增加

近年来，随着全球环保意识的增强和我国政府对环保工作的日益重视，城乡环卫一体化成为政策关注的焦点。

（一）政府出台了一系列针对性强的政策措施，为城乡环卫一体化提供了坚实的政策保障

这些政策从规划、建设、运营到管理等多个环节进行了全面的指导和规范，确保了城乡环卫一体化工作的有序推进。同时，政策还明确了各级政府在推动城乡环卫一体化中的职责和任务，形成合力推进的良好局面。

（二）政府在资金投入方面给予了城乡环卫一体化极大的支持

各级政府不仅设立了专项资金用于环卫设施的建设和改造，还加大了对环卫服务运营的补贴力度。这些资金的投入使得城乡环卫一体化在硬件和软件方面都得到了显著提升，为环卫工作的顺利开展提供了有力保障。

（三）政策还鼓励社会资本参与城乡环卫一体化的建设和管理

通过引入市场机制，吸引更多的企业和机构参与环卫工作，不仅缓解了政府财政压力，还提高了环卫工作的效率和质量。这种多元化的投入模式为城乡环卫一体化注入了新的活力。

二、设施建设与运营水平提升

在城乡环卫一体化的推动下，各地的环卫设施建设与运营水平实现了显著提升，为城乡环境卫生的改善奠定了坚实基础。

（一）城市地区的环卫设施建设得到了进一步完善

传统的垃圾处理、污水处理等设施得到了升级改造，更加高效、环保的技术被广泛应用。同时，新型环卫设施的建设也在不断推进，如智能垃圾分

类回收站、封闭式垃圾转运站等，这些设施不仅提升了城市环卫工作的效率，也为居民提供了更加便捷、舒适的生活环境。

（二）在农村地区，环卫设施的建设也取得了显著进展

过去，农村地区往往缺乏基本的环卫设施，导致环境卫生状况较差。随着城乡环卫一体化的推进，农村地区的环卫设施得到了明显改善。垃圾收集点、垃圾转运站等基础设施逐渐完善，农村垃圾得到了有效处理。此外，农村地区的污水处理设施也得到了完善，有效改善了农村水环境。

（三）除了设施建设外，环卫设施的运营水平也在不断提高

各地通过引入先进的运营管理理念和技术手段，实现了对环卫资源的有效利用和优化配置。例如，通过实施智能化管理，环卫部门可以实时监控环卫设施的运行状态，及时发现并解决问题。同时，通过对环卫数据的收集和分析，可以更加精准地制订环卫工作计划，提高环卫工作的效率和质量。

三、服务模式创新与优化

传统的环卫服务模式正逐渐让位于更为先进、高效的现代服务模式。

（一）智能化服务模式的引入是环卫领域的一大亮点

借助物联网、大数据、人工智能等先进技术，环卫工作实现了智能化管理和操作。例如，智能垃圾分类系统能够自动识别垃圾类别并进行分类处理，大大提高了分类效率和准确性；智能环卫车辆则配备了自动驾驶、自动避障等功能，减少了人为操作失误，提升了作业安全性。这些智能化服务模式的应用，不仅提升了环卫工作的效率和质量，还为居民提供了更加便捷、智能的环卫服务体验。

（二）机械化服务模式的普及显著提升了环卫工作的效率

传统的环卫作业往往依赖人力，效率低下且存在一定的安全隐患。而机

械化服务模式的引入，使得环卫作业实现了机械化、自动化，大大提高了工作效率。例如，机械化清扫车、机械化垃圾清运车等设备的广泛应用，减少了人工操作的需求，提高了清扫和清运的速度和效果。

四、监管与考核机制完善

为了确保城乡环卫一体化的有效实施和持续推进，各地在监管与考核机制方面进行了不断的完善和创新。

（一）政府建立了全面系统的监管体系，对环卫工作的各个环节进行了严密的监督和管理

这一体系涵盖了从环卫设施的建设、运营到环卫服务的提供等多个方面，确保各项工作都符合规定和标准。监管部门通过定期巡查、随机抽查等方式，对环卫工作进行现场检查，及时发现并纠正存在的问题。同时，还建立了信息共享和联合执法机制，加强了各部门之间的协同配合，提高了监管效率。

（二）政府还建立了科学有效的考核机制，对环卫工作的绩效进行定期评估和奖惩

这一机制不仅关注环卫工作的数量，更注重质量和效果。通过设定明确的考核指标和评价标准，对环卫工作进行全面客观的评价。对于表现优秀的单位和个人，给予表彰和奖励，激励他们继续发挥模范带头作用；对于工作不力、存在问题的单位和个人，则进行通报批评和惩罚，督促他们及时整改提高。

第三节　城乡环卫一体化的发展趋势与前景展望

一、发展趋势

（一）服务范围扩大化

服务范围扩大化，作为城乡环卫一体化发展的重要趋势，在乡村振兴战

略的大背景下，将展现出更加深远和广泛的影响。这一变革不仅意味着环卫服务的物理空间延伸，更代表着城乡环境卫生水平和生活品质的全面提升。

1. 从农村环境卫生状况的改善来看，服务范围的扩大将直接作用于农村地区的环卫设施建设和服务提供

随着垃圾收集、转运、处理体系的完善，农村将告别过去垃圾乱堆乱放、无人管理的状态，实现垃圾的有效处理和资源回收。同时，道路清扫、绿化养护等工作的加强，将让农村的环境面貌焕然一新，展现出清新、宜居的新气象。

2. 服务范围的扩大将显著提高农村居民的生活质量

环卫服务的普及，不仅意味着居住环境的改善，更代表着健康水平的提升。清洁的环境可以减少疾病的滋生和传播，为农村居民提供更加健康、安全的生活空间。同时，环卫服务的提升也将改善农村地区的整体形象，提升其在经济、文化等方面的竞争力，为乡村的可持续发展注入新的活力。

3. 服务范围的扩大还将促进城乡环卫服务的均衡发展

过去，由于城乡发展的不平衡，环卫服务在城乡之间存在明显的差距。如今，随着服务范围的扩大和城乡环卫一体化的推进，这种差距将逐渐缩小。城乡环卫服务将实现无缝对接，形成统一、高效的服务体系，为城乡居民提供更加公平、优质的环卫服务。

（二）服务内容一体化

随着社会的进步和居民生活水平的提高，环卫需求也日益增长，这种一体化的发展模式能够更好地满足这些需求，同时提升服务质量和效率。

1. 服务内容一体化有助于实现环卫服务的全面覆盖

传统的环卫服务往往局限于单一的领域，如垃圾清运或道路清扫等。而服务内容一体化则要求环卫服务涵盖道路清扫保洁、垃圾清运、公厕管理、绿化养护、河道水面维护等多个方面。这种综合性的服务模式能够确保城乡环境的整体清洁和美观，提升居民的生活品质。

2. 服务内容一体化有助于提高环卫服务的质量和效率

通过将多个环卫服务环节整合在一起，可以实现资源的优化配置和共享，避免资源的浪费和重复投入。同时，一体化的服务模式还有助于加强各环节之间的协调与配合，形成工作合力，提高环卫作业的效率。

3. 综合性的服务模式能够提供更加全面、细致的服务，满足居民对环卫服务的多样化需求

随着服务内容的不断拓展和深化，环卫行业将面临着更多的机遇和挑战。这将促使环卫企业加强技术创新和服务创新，不断提升自身的竞争力和服务水平。同时，一体化的服务模式也将为环卫行业带来更多的发展空间和潜力，推动行业的持续健康发展。

（三）市场化程度加深

随着政府逐步放开环卫市场，越来越多的企业开始涉足这一领域，形成激烈的竞争态势。这种变化不仅为环卫行业注入了新的活力，也促进了市场化改革的深入进行。

1. 市场化程度的加深有助于打破传统的行政垄断格局，推动环卫行业的市场化进程

过去，环卫服务主要由政府或国有企业垄断经营，市场缺乏竞争。如今，随着市场的开放和政策的引导，越来越多的民营企业开始进入环卫领域，与国有企业形成竞争态势。这种竞争有助于提升环卫服务的效率和质量，推动行业的健康发展。

2. 市场化程度的加深有助于激发企业的创新活力，提升行业整体的竞争力

在竞争激烈的市场环境中，企业为了赢得市场份额和客户认可，必须不断进行创新，提升服务水平和质量。这将促使企业加大研发投入，引进先进技术和管理经验，推动环卫行业的技术进步和产业升级。

3. 市场化程度的加深还有助于优化资源配置，提高环卫服务的效率

通过市场竞争机制，环卫服务可以更加灵活地调配资源，实现资源的优化配置。企业可以根据市场需求和自身实力，选择合适的环卫项目和服务方式，提高资源利用效率，降低运营成本。

4. 市场化程度的加深也有助于提升公众对环卫服务的满意度和信任度

随着市场竞争的加剧，企业为了赢得客户的青睐和信任，必须更加注重服务质量和用户体验。这将促使企业不断改进服务方式和方法，提升服务水平和质量，满足公众的多样化需求。

（四）智能化、机械化发展

借助物联网、大数据、人工智能等先进技术的应用，环卫行业将实现更为精准、智能的作业方式，不仅提升了作业效率，也确保了更高的安全性。

1. 智能环卫设备的应用将极大提升环卫作业的自动化水平

在当今高度信息化的时代，物联网技术已经深入到各个领域，其中环卫行业也不例外。通过物联网技术的应用，环卫设备可以实现互联互通，构建一个智能化的作业网络，为城乡环境卫生的改善提供了有力的技术支持。

（1）智能垃圾桶的出现，极大地改变了传统的垃圾投放和处理方式

这些垃圾桶具备自动感应功能，当有人靠近时，桶盖会自动打开，方便投放垃圾。同时，它们还能够对垃圾进行自动分类和压缩，将不同类型的垃圾分别存放，减少了人力投入，提高了垃圾处理的效率。此外，智能垃圾桶还具有防溢和防臭功能，有效避免了因垃圾处理不当造成的环境污染，提升了城乡的环境质量。

（2）智能清扫机器人的广泛应用，进一步推动了环卫作业的自动化进程

这些机器人能够自动进行路面清扫，无论是人行道、非机动车道还是机动车道，都能够胜任。它们配备了先进的传感器和导航系统，能够自动识别障碍物并规避，确保清扫过程的安全。同时，智能清扫机器人还具备智能调度功能，能够根据路面污染程度自动调整清扫频率和强度，实现高效清扫。

（3）无人驾驶环卫车辆也在逐渐普及

这些车辆可以自动进行垃圾清运，将垃圾桶内的垃圾运送到指定的处理场所。无人驾驶环卫车辆不仅提高了作业效率，减少了人力投入，还能够在夜间或恶劣天气条件下进行作业，确保城乡环境卫生的全天候维护。

2. 大数据技术的引入为环卫行业的精细化管理提供了有力支持

在现代城市管理中，环卫作业作为城市运行的重要组成部分，对于维护城市环境卫生、保障市民生活质量具有重要意义。然而，传统的环卫管理模式往往依赖于人工统计和经验判断，难以准确掌握环卫作业的实际情况，也无法有效应对突发状况和变化。因此，借助大数据技术，通过收集和分析环卫作业数据，可以为管理者提供更加科学、精准的决策依据，推动环卫管理的现代化和智能化。

（1）通过实时监测环卫设备的工作状态，管理者可以及时发现设备故障或异常情况，迅速采取维修或更换措施，确保环卫设备的正常运转

通过对作业效率的分析，管理者可以了解环卫工人的工作负荷和作业效果，合理安排工作计划和人员配置，提高作业效率和质量。

（2）通过对垃圾产生量的数据分析，管理者可以掌握城市垃圾的产生规律和趋势，为制定科学的垃圾处理方案提供依据

基于大数据的预测分析，还可以提前预测环卫作业的需求变化，如节假日、特殊天气等因素对环卫作业的影响，从而优化资源配置，实现环卫服务的精准投放。

在具体实践中，一些城市已经开始尝试利用大数据技术进行环卫管理。例如，通过安装传感器和监控设备，实时监测垃圾桶的满载程度和分类情况，一旦垃圾桶达到预设的阈值，系统会自动发出提醒，通知环卫工人及时进行清理和分类。这种智能化的管理方式不仅提高了环卫作业的效率和质量，也有效减少了垃圾对城市环境的影响。

3. 人工智能技术的应用将进一步推动环卫行业的智能化发展

通过引入先进的机器学习算法，环卫设备已经具备了自主学习和优化作业路径的能力，这不仅极大地提高了作业效率，而且为城市的环境卫生管理带来了革命性的变革。

在传统环卫作业中，工作人员往往需要根据经验和直觉来规划作业路径，这不仅效率低下，而且难以保证清洁效果。然而，通过机器学习算法的应用，环卫设备可以自主学习并不断优化作业路径。这些算法基于大数据分析和模

式识别技术，能够实时感知城市环境的动态变化，自动调整作业路线，确保清洁工作的高效完成。

此外，人工智能还在环卫作业中发挥着重要的安全保障作用。传统的环卫作业中，工作人员面临着各种安全风险，如交通意外、恶劣天气等。然而，通过引入人工智能技术，相关部门可以对环卫作业过程中的安全风险进行实时识别和预警。例如，通过安装在环卫车辆上的传感器和摄像头，人工智能系统可以实时监测道路状况、交通流量以及天气变化等因素，及时发出预警信息，帮助作业人员做出正确的安全决策。

人工智能在环卫行业的应用还远不止于此。例如，一些先进的环卫设备已经具备了自动化、智能化的特点，能够自主完成垃圾收集、分类和处理等任务。这不仅极大地减轻了工作人员的劳动强度，而且提高了垃圾处理的效率和准确性。同时，通过对垃圾数据的收集和分析，还可以为城市的环境规划和资源利用提供科学依据。

4. 智能化、机械化发展还将带来环卫行业的创新升级

随着技术的日新月异，可以预见到更多具有创新性的环卫设备和服务模式将不断涌现，进一步推动行业的进步。

（1）在智能化方面，环卫行业将迎来更多智能化的设备和系统

智能垃圾分类系统将通过先进的传感器和算法，实现对垃圾的智能识别和分类，大幅提高垃圾分类的准确性和效率。同时，智能环境监测系统能够实时监测环境质量和环卫作业情况，为管理者提供数据支持，帮助他们作出更科学的决策。

（2）机械化的发展也将推动环卫行业的创新升级

未来的环卫设备将更加自动化和智能化，能够自主完成各种环卫作业，如清扫、垃圾收集等。这不仅将提高作业效率，降低人力成本，还能减少人为因素导致的作业失误和安全风险。

（3）环卫行业还将与其他领域进行跨界融合，创出更多新的服务模式

环卫行业可以与物联网、大数据等技术相结合，构建智慧环卫平台，实现环卫作业的智能化管理和优化。同时，环卫行业还可以与循环经济、绿色

建筑等领域进行深度合作，共同推动城市的可持续发展。

二、前景展望

（一）行业规模持续扩大

这一趋势不仅反映了政府对于环卫事业的高度重视，也体现了社会对于环卫服务需求的不断增长。

1. 环卫服务范围扩大

随着城乡环卫一体化的逐步实施，环卫服务的覆盖范围将不断扩大，从城市核心区域延伸到乡镇、农村等更广阔的地区。这种覆盖面的扩大将直接推动环卫行业市场规模的增长。同时，政府对于环卫事业的投入也将不断增加，用于推动环卫设施的建设和改造，提升环卫服务的整体水平。这将为环卫行业提供更多的发展机会，进一步促进市场规模的扩大。

2. 社会需求增加

随着居民生活水平的提高和环保意识的增强，社会对于环卫服务的需求也在不断增加。人们对于环境卫生的要求越来越高，对于环卫服务的质量和效率也提出了更高的期望。这种需求的增长将直接推动环卫行业的快速发展，促使更多的企业进入这个领域，提供更多的服务选择。

3. 服务效率和质量在不断提高

随着科技的进步和创新，环卫行业也在不断引入新技术和新模式，提高服务效率和质量。例如，智能化、机械化的发展将使得环卫作业更加高效、安全，降低人力成本，提高作业效率。这些技术的应用将推动环卫行业的转型升级，进一步提升行业的整体竞争力。

（二）环卫企业将迎来发展机遇

城乡环卫一体化不仅为环卫企业打开了新的发展篇章，更为它们提供了前所未有的市场机遇。在这一大背景下，环卫企业迎来了广阔的发展空间和无限的潜力。

1. 城乡环卫一体化推动了环卫服务需求的激增

随着农村地区环卫服务的逐步普及和城市化进程的加快，环卫服务的需求呈现出爆发式增长。这为环卫企业提供了巨大的市场空间，它们可以通过提供全面、高效的环卫服务来满足这一需求，从而不断拓展市场份额。

2. 技术创新成为环卫企业提升竞争力的关键

在城乡环卫一体化进程中，环卫企业需要不断提升自身的技术水平，通过引进先进设备、研发新技术等手段，提高环卫作业的效率和质量。例如，利用物联网、大数据等技术实现环卫设备的智能化管理，通过无人驾驶环卫车辆减少人力成本等。这些技术创新不仅有助于提升企业的竞争力，还能为环卫行业带来革命性的变革。

3. 服务创新是环卫企业拓展市场的重要手段

环卫企业可以通过提供更加个性化、差异化的服务来满足不同客户的需求。例如，针对不同地区、不同场所的环卫需求，提供定制化的解决方案；或者通过开发环卫服务 App 等方式，提供更加便捷、高效的服务体验。这些服务创新不仅能够提升客户满意度，还能为企业赢得更多的市场份额。

4. 环卫企业需要注重品牌建设和市场营销

通过打造具有影响力的品牌形象，提升企业的知名度和美誉度；通过积极开展市场营销活动，扩大企业的市场影响力，吸引更多的客户。这些举措将有助于环卫企业在激烈的市场竞争中脱颖而出，实现快速发展。

（三）社会效益显著提升

城乡环卫一体化的推进不仅对于环卫行业自身有着深远的影响，更对于整个社会的经济效益和社会效益产生了显著的正面效应。

1. 城乡环卫一体化的实施将极大地改善城乡环境卫生状况

过去，由于城乡环卫服务的不均衡，农村地区往往存在着垃圾处理不当、环境脏乱差等问题。而随着环卫服务的全覆盖，这些问题将得到有效的解决。垃圾得到及时清运，道路变得干净整洁，公共区域的环境卫生得到显著提升。这种改变不仅让居民生活在更加美好的环境中，也提高了他们的健康水平和生活质量。

2. 城乡环卫一体化的发展将有力推动相关产业的繁荣

环卫行业本身就是一个庞大的产业链，涵盖了设备制造、垃圾处理、环卫服务等多个环节。随着环卫行业的快速发展，这些相关产业也将迎来新的发展机遇。例如，环卫设备的制造和研发将促进机械制造业的进步，垃圾处理技术的发展将带动环保产业的兴起。这些产业的发展将为社会创造更多的就业机会，促进经济的稳定增长。

3. 城乡环卫一体化是经济社会可持续发展的重要保障

环境卫生状况是评价一个地区发展水平的重要指标之一。通过改善环境卫生状况，可以提升地区的整体形象，吸引更多的投资和人才，推动经济的持续发展。同时，环卫行业的发展也可以为地方财政带来稳定的收入，为经济社会的可持续发展提供有力支撑。

（四）国际合作与交流加强

随着环卫行业的不断发展壮大，国际的合作与交流成为推动行业进步的重要力量。环卫企业应当积极拥抱这一趋势，加强与国际同行的合作，引进国外先进的技术和管理经验，以提升自身的竞争力。

1. 国际的合作与交流有助于环卫企业获取前沿的技术信息

不同国家和地区在环卫领域可能有着各自的优势和特色，通过与国际同行的交流，环卫企业可以了解到最新的技术动态和发展趋势，为自己的技术创新提供有力支持。这种技术信息的共享和交流，有助于推动环卫行业的整体进步。

2. 国际合作与交流为环卫企业提供了学习先进管理经验的机会

不同国家的环卫企业在管理模式、运营方式等方面可能存在差异，通过与国际同行的交流，环卫企业可以学习到其他企业成功的经验，借鉴其先进的管理理念和方法。这种管理经验的引进和吸收，有助于提升环卫企业的管理水平和运营效率。

3. 国际合作与交流有助于环卫企业拓展国际市场

随着全球化进程的加速，环卫行业也面临着更广阔的市场空间。通过与国际同行的合作，环卫企业可以了解不同国家和地区的市场需求和竞争态势，为自己的市场拓展提供有力支持。这种跨国合作与交流，有助于环卫企业实现国际化发展，提升在全球市场的竞争力。

当然，加强国际合作与交流也需要环卫企业具备开放的心态和积极的姿态。环卫企业应当主动寻求与国际同行的合作机会，积极参与国际交流活动，不断提升自身的国际化水平。同时，政府和社会各界也应给予环卫企业更多的支持和引导，为其开展国际合作与交流创造有利条件。

第三章　城乡环卫一体化的规划与设计

第一节　城乡环卫一体化的规划原则与目标

一、规划原则

（一）统筹协调原则

1.强调城乡之间的协调发展是统筹协调原则的核心要义

城乡发展不协调，不仅会影响整个社会的和谐稳定，还会制约经济的持续健康发展。因此，实现城乡环卫服务的均衡与协调，对于推动城乡一体化进程、促进经济社会全面发展具有重要意义。城乡二元结构，这一普遍存在于各国发展进程中的现象，其实质是城乡之间在多个方面存在的显著差距。在环卫领域，这种差距尤为明显。城市通常拥有先进的环卫设施、完善的服务体系和高水平的管理能力，而农村则往往面临着设施落后、服务不足、管理薄弱等问题。这种差异不仅影响了农村居民的生活质量，也制约了农村地区的可持续发展。为了打破城乡二元结构，实现环卫服务的协调发展，必须从规划层面入手，进行深入的改革和创新。

（1）要加大对农村环卫设施建设的投入力度，提升农村地区的垃圾处理、污水处理等能力，使其逐步与城市接轨

首先，在资金投入方面，政府应发挥主导作用，通过财政拨款、专项资金等方式，加大对农村环卫设施建设的支持力度。同时，还可以引导社会资本进入该领域，通过政策扶持和税收优惠等措施，吸引更多企业参与农村环卫设施建设。

其次，在设施建设方面，要注重提升农村地区的垃圾处理、污水处理等能力。垃圾处理方面，可以推广垃圾分类制度，建设垃圾转运站和垃圾处理厂，实现垃圾的减量化、资源化和无害化处理。污水处理方面，可以建设集中式或分散式污水处理设施，提高污水处理率，减少污水对环境的污染。

此外，要实现农村环卫设施与城市接轨，还需要加强城乡环卫设施的规划与衔接。在规划阶段，应充分考虑城乡发展的整体性和协调性，确保环卫设施建设的合理布局和高效利用。在衔接方面，可以推动城乡环卫设施的资源共享和互利共赢，实现环卫设施的一体化管理。

（2）加强农村环卫服务体系的建设，完善服务网络，提高服务质量，确保农村居民能够享受到与城市居民同等的环卫服务

首先，要加强农村环卫服务体系的制度建设。通过制定和完善相关政策和法规，明确农村环卫服务的目标、任务和标准，为服务体系的建设提供制度保障。同时，建立健全农村环卫服务的考核机制，定期对服务质量和效果进行评估，确保服务体系的持续改进和优化。

其次，要完善农村环卫服务网络。这包括加强农村环卫设施的规划和建设，确保设施布局合理、功能完善；加强农村环卫服务队伍的建设和管理，提高服务人员的专业素养和服务水平；加强农村环卫服务的信息化建设，利用现代科技手段提高服务效率和质量。

同时，要提升农村环卫服务质量。这要求农村环卫服务部门要深入了解农民的需求和期望，提供针对性的服务。例如，加强农村垃圾分类的宣传和指导，提高农民的垃圾分类意识；加强农村污水处理设施的运行和维护，确保污水得到有效处理；加强农村道路清扫和绿化工作，打造整洁美观的农村环境。

此外，要注重城乡环卫服务的衔接与协调。在城乡环卫设施建设和服务标准上要实现统一，确保农村居民能够享受到与城市居民同等的环卫服务。同时，加强城乡环卫服务的合作与交流，共享资源、经验和技术，推动城乡环卫服务的协同发展。

（3）在服务标准的制定上，要充分考虑城乡之间的差异和实际需求

首先，要深入调研和理解城乡之间的差异。这包括经济发展水平、人口分布、自然环境、文化传统等方面的差异。只有深入了解这些差异，才能更准确地把握不同地区的环卫服务需求，制定出更符合实际情况的服务标准。

其次，要制定统一但富有弹性的服务标准体系。这个体系既要保证服务质量的稳步提升，又要能够兼顾不同地区的实际情况和特殊需求。具体而言，可以在一些基础性、普遍性的服务标准上实现统一，如垃圾分类、清扫频次等；而在一些与地区特点密切相关的服务标准上，可以给予一定的弹性空间，允许各地根据实际情况进行调整和优化。

同时，要注重服务标准的可操作性和实用性。服务标准不仅仅是纸面上的规定，更重要的是能够在实际操作中得到有效执行。因此，在制定服务标准时，要充分考虑实际操作的可行性和便利性，避免制定出过于烦琐或难以执行的标准。

此外，服务标准的制定不是一蹴而就的，而是一个持续优化的过程。随着农村环卫服务体系的不断完善和发展，相关人员需要定期对服务标准进行评估和调整，确保其始终能够适应农村环卫服务的需求和发展趋势。

2.整合城乡资源、优化资源配置也是统筹协调原则的重要内容

城乡之间在环卫资源方面确实存在显著的互补性，这种互补性为提升环卫服务的整体效率和质量提供了巨大的潜力。城市作为现代文明的集中体现，往往拥有先进的环卫技术和设备，包括高效的垃圾处理系统、智能的清扫设备以及精细化的管理手段。这些技术和设备的应用，极大地提升了城市环卫工作的效率和质量。

与此同时，农村则拥有独特的资源优势。农村地广人稀，自然环境优美，拥有丰富的自然资源和劳动力。这些资源为农村环卫工作提供了有力的支撑。例如，农村可以利用其丰富的生物资源，发展有机垃圾处理，实现垃圾的资源化利用；同时，农村充裕的劳动力资源也可以为环卫工作提供坚实的人力保障。

通过整合城乡环卫资源，可以实现优势互补，推动环卫服务的均衡发展。

一方面，城市可以将先进的环卫技术和设备引入农村，提升农村环卫工作的技术水平；另一方面，农村也可以利用其独特的资源优势，为城市环卫工作提供有力支持。这种资源的互补和共享，不仅有助于缩小城乡环卫差距，还能提高整个社会的环卫水平。

当然，实现城乡环卫资源的整合和共享，需要优化资源配置。政府需要根据城乡的实际需求和特点，制定科学的资源配置方案，确保环卫设施、资金、人力等资源能够得到合理分配。同时，还需要建立有效的协调机制，促进城乡之间的合作与交流，推动环卫服务的均衡发展。

（二）可持续发展原则

1. 规划过程中充分考虑环境承载能力

在规划城乡环卫一体化的过程中，对环境承载能力的充分考量至关重要。这不仅仅是为了保障环卫服务的顺利推进，更是为了维护生态平衡，实现可持续发展。

（1）需要对环境资源进行科学评估

首先，环境资源的科学评估需要对土地、水源、空气等自然资源进行全面而细致的调查。

在土地资源的调查中，需要详尽地了解土地的类型，如耕地、林地、草地等，以及它们的分布情况和利用状况。这包括对各类土地的面积、质量、生产能力进行量化分析，以便我们更加精准地掌握土地资源的实际状况。同时，相关人员还需要关注土地利用中存在的问题，如土地退化、土地污染等，并提出相应的解决策略。对于水源资源的评估，需要评估水源的质量、数量和供给能力。这包括水质检测，了解水源中各类污染物的含量及其变化趋势；水量测量，确定水源的总量及可供利用的潜力；以及供水能力分析，评估水源在满足农业、生活等方面需求的能力。此外，还需要关注水源的可持续利用问题，确保水源的利用与保护相协调。空气质量的评估同样不可忽视。需要通过监测和分析，了解空气中的污染物种类、浓度及其变化趋势。这有助于相关人员认识空气污染的程度和来源，从而有针对性地制定防治措施。同时，还要关注空气质量与人体健康的关系，确保农村居民能够呼吸到清新、健康的空气。

在完成对土地、水源、空气等自然资源的全面调查与分析后，还需要对这些数据进行整合与分析，形成一份详尽的农村环境资源评估报告。这份报告将为后续的农村建设与发展规划提供有力的数据支持，帮助相关部门制定出更加科学、合理的农村发展策略。

其次，科学评估还需要对这些自然资源的承载能力进行深入分析。承载能力是指环境资源在维持生态平衡和满足人类需求方面的能力。通过评估承载能力，可以确定在环卫设施建设过程中应遵循的规模和布局原则，避免过度开发或不合理利用环境资源，从而确保农村环境的可持续发展。

此外，环境资源的科学评估还须考虑到农村地区的特殊性和差异性。不同地区的农村环境资源状况可能存在较大差异，因此，在评估过程中，需要充分考虑这些差异，制定符合当地实际情况的评估标准和方法。同时，评估结果也需要与当地的经济发展、社会需求和生态保护目标相结合，确保环卫设施的建设和布局能够真正服务于农村地区的可持续发展。

最后，环境资源的科学评估还需要注重动态性和持续性。农村环境资源状况可能随着时间和条件的变化而发生变化，因此评估工作不能一劳永逸。相关人员需要定期对农村环境资源进行重新评估，及时调整环卫设施建设和布局方案，以适应新的环境资源状况和发展需求。

（2）优化作业流程也是减少污染排放的有效手段

在农村环卫工作中，通过引进先进的环卫技术和设备，以及改进作业方式，可以显著减少作业过程中产生的废弃物和排放物，进而实现环卫作业与环境保护的和谐共生。

首先，引进先进的环卫技术对于减少污染排放至关重要。例如，生物降解技术是一种环保且高效的垃圾处理方式。通过利用微生物的分解作用，有机垃圾可以被转化为无害的物质，从而避免了传统填埋或焚烧方式可能产生的污染问题。此外，还有一些新型的垃圾分类和处理技术，如智能垃圾分类系统、垃圾资源化利用技术等，都能有效减少污染物的产生和排放。

其次，使用低排放的清扫车辆也是优化作业流程的重要一环。传统的清扫车辆往往存在排放高、噪声大等问题，对环境和居民生活都造成了一定影响。而采用低排放的清扫车辆，如电动清扫车或混合动力清扫车，不仅可以减少有害气体的排放，还能降低噪声污染，提升居民的生活品质。

此外，改进作业方式也是减少污染排放的有效途径。比如，可以优化垃圾收运路线，减少运输过程中不必要的停留和空驶，降低运输成本的同时也能减少排放。同时，加强作业人员的环保意识培训，提高他们的环保意识和操作技能，也能在作业过程中减少污染物的产生和排放。

（3）加强环境监测和评估也是确保环卫服务与环境和谐共生的重要环节

环卫设施的运行状况以及环境质量的优劣，直接关系到居民的生活品质和生态安全。因此，必须建立科学有效的监测评估机制，为环卫服务的持续改进和优化提供数据支持和决策依据。

首先，环境监测和评估是保障环卫服务质量的必要手段。通过定期对环卫设施的运行状况进行监测，可以及时发现设施运行中的故障和隐患，并采取有效措施进行维修和改进。同时，对环境质量的监测也能帮助我们了解环卫服务对环境的影响，从而调整和优化服务方式，确保环卫服务在保障城乡环境卫生的同时，不对环境造成负面影响。

其次，环境监测和评估有助于预防环境风险。通过对环境质量进行定期评估，我们可以预测环境变化的趋势，及时发现潜在的环境风险，并采取相应的预防措施。这不仅可以避免环境问题的发生，还能减少因环境问题带来的经济损失和社会影响。

此外，环境监测和评估还能推动环卫服务的持续改进。通过对环卫服务效果和环境质量的评估，我们可以了解服务的优势和不足，进而制定针对性的改进措施。同时，监测评估结果还可以作为制定环卫政策和规划的重要依据，推动环卫服务的科学发展。

为了确保环境监测和评估的有效性，需要建立专业的监测评估团队，配备先进的监测设备和技术，制定科学的监测评估标准和方法。同时，还需要加强监测评估结果的公开和共享，让更多的人了解环卫服务与环境的关系，共同推动环卫服务与环境和谐共生。

2. 推动环卫技术的创新与应用是实现可持续发展的关键

随着科技的飞速发展，环卫领域正迎来前所未有的变革与机遇。新技术、新工艺的涌现，不仅为环卫工作注入了新的活力，也为解决传统环卫问题提供了新的思路和解决方案。

（1）环卫技术创新在提升作业效率方面发挥了显著作用

以无人驾驶环卫车辆为例，它们能够自主完成清扫、收集等任务，大大减轻了人工负担，提高了作业效率。同时，这些车辆还能够根据道路状况、垃圾分布等因素进行智能调度，实现精准作业，进一步提升了环卫工作的质量和水平。

（2）环卫技术创新在降低环境影响方面取得了显著成效

生物降解技术的应用，使得有机垃圾得到了有效的处理和利用，减少了对环境的污染。同时，一些新型的环卫设备还采用了低排放、低噪声等环保设计，进一步降低了对环境的负面影响。

（3）环卫技术创新推动了行业的绿色发展

随着环保意识的日益增强，越来越多的企业开始关注环卫技术的研发和应用。他们通过加大研发投入，引进先进技术，不断提升环卫服务的水平和质量。这种绿色发展的趋势，不仅有助于推动环卫行业的可持续发展，也为整个社会的绿色发展贡献了力量。

3. 实现环卫行业的绿色发展还需要加强行业监管和标准制定

（1）制定严格的环保标准是确保环卫行业绿色发展的基石

这些标准应全面覆盖环卫作业的各个环节，从垃圾收集到运输、处理以及资源化利用，确保每一环节都符合环保要求。

首先，在垃圾收集环节，环保标准应规定垃圾分类的具体要求和操作规范，以确保各类垃圾得到有效分离和合理处置。同时，标准还应关注收集过程中的环境影响，如减少噪声、控制扬尘等，确保作业过程对环境友好。

其次，在垃圾运输环节，环保标准应关注运输工具的排放标准和运输路线的优化。通过采用低排放、高能效的运输工具，以及合理规划运输路线，可以减少运输过程中的环境污染和能源消耗。

在垃圾处理环节，环保标准应明确各类垃圾的处理方式和处理标准。对于可回收垃圾，应建立完善的回收体系，实现资源的最大化利用；对于不可回收垃圾，应采用科学、环保的处理方式，减少对环境的污染。同时，标准还应关注处理过程中产生的二次污染问题，如废气、废水的排放控制等。

此外，环保标准还应关注环卫行业的资源化利用水平。通过推广先进的资源化利用技术，如垃圾焚烧发电、生物降解等，可以实现垃圾的资源化利用，减少对环境的负面影响。

通过制定严格的环保标准并严格执行，可以规范环卫企业的行为，防止其在追求经济利益的过程中忽视环境保护。同时，这些标准还能为环卫企业提供明确的指导，帮助其提升环保水平，实现绿色发展。在标准的引领下，环卫行业将不断向更加环保、高效、可持续的方向发展，为社会的可持续发展作出积极贡献。

（2）加强行业监管是确保环保标准得到有效执行的关键

首先，监管部门应制定详细的监管方案和检查标准，确保监管工作有章可循、有据可依。这些方案和标准应涵盖环卫作业的全过程，包括垃圾收集、运输、处理以及资源化利用等各个环节。通过定期对环卫企业进行检查和评估，监管部门可以及时发现和纠正企业在环保方面存在的问题和不足。

其次，对于违反环保标准的企业，监管部门应依法进行处罚，并公开曝光。这不仅可以起到震慑作用，防止其他企业效仿，还能增强公众对环保工作的信心和支持。同时，公开曝光还可以促进环卫企业之间的良性竞争，推动整个行业向更高水平发展。

此外，监管部门还应加强与环卫企业的沟通与协作。通过定期召开座谈会、组织培训等方式，监管部门可以向企业传达最新的环保政策和标准，指导其改进环保工作。同时，企业也可以向监管部门反馈在环保工作中遇到的困难和问题，寻求支持和帮助。这种双向沟通机制有助于形成监管部门和企业之间的良性互动，共同推动环卫行业的绿色发展。

（三）以人为本原则

以人为本原则强调将居民的需求和满意度作为规划的重要依据，并致力于提升环卫服务的人性化水平。同时，这一原则还特别关注弱势群体，确保环卫服务能够覆盖到每一个需要的人群，让每一个人都能享受到环卫服务带来的便利和舒适。

1. 将居民的需求和满意度作为规划的重要依据是以人为本原则的核心体现

在规划过程中，深入了解居民的需求和期望，是确保环卫服务能够真正贴近群众、服务群众的重要前提。

（1）通过深入调研，可以了解到居民对环卫服务的真实需求和期望

这包括但不限于对垃圾处理、清扫保洁、公共厕所等方面的具体需求，以及对服务效率、质量、态度等方面的期望。这些需求和期望反映了居民对美好生活的向往和追求，是相关人员制定环卫服务规划的重要依据。

（2）优化、改善和提升

在了解居民需求的基础上，需要通过优化服务流程、改善服务设施、提升服务质量等措施，更好地满足居民的需求。例如，可以优化垃圾收集和处理流程，提高垃圾处理的效率和环保水平；可以改善公共厕所的设施条件，提高使用的舒适度和便利性；可以加大清扫保洁的力度，确保城乡环境的整洁和美观。这些措施的实施，将有助于提升环卫服务的质量和水平，提高居民的满意度。

2. 提升环卫服务的人性化水平也是以人为本原则的重要体现

这一原则的实施不仅体现在对环卫设施的优化设计，还涵盖了环卫作业时间的合理安排以及环卫人员的服务态度等多个方面。

（1）环卫设施的人性化设计至关重要

需要深入了解居民的使用习惯和需求，从而设计出更符合人体工学、更便于居民使用的环卫设施。例如，垃圾投放口的高度和宽度应适中，方便居民投放垃圾；公共厕所应提供足够的厕位和洗手设施，并考虑无障碍设计，方便老年人、残疾人等特殊群体使用；清扫工具也应选择轻便、易操作的款式，

减少环卫人员的劳动强度。

（2）合理安排环卫作业时间是提升人性化水平的关键

应充分考虑居民的生活作息，尽量避开他们的休息时间进行环卫作业。例如，在清晨或傍晚时段进行垃圾清运和道路清扫，以减少对居民日常生活的干扰。同时，在特殊情况下，如节假日或大型活动期间，还应根据实际情况调整作业时间，确保环卫服务不影响居民的正常生活。

（3）环卫人员的服务态度同样不可忽视

他们是环卫服务的直接提供者，他们的态度直接影响着居民对环卫服务的感受。因此，相关人员应加强对环卫人员的培训和教育，强调文明礼貌、热情周到的服务态度。

3. 关注弱势群体，确保环卫服务覆盖到每一个需要的人群也是以人为本原则的重要体现

环卫服务作为城市基础设施的一部分，应当惠及每一位市民，特别是那些在生活中面临更多困难和挑战的弱势群体。

（1）需要深入了解弱势群体的具体需求

老年人由于行动不便，对于垃圾投放和清扫保洁有着特殊的需求；残疾人可能因为身体条件限制，无法正常使用某些环卫设施；低收入家庭可能在经济上无法承担环卫服务的费用。因此，相关人员需要针对不同群体的特点，制定个性化的服务方案。

对于老年人，可以设置无障碍设施，如坡道、扶手等，方便他们使用公共厕所和垃圾投放点。同时，还可以提供上门收集垃圾的服务，减少他们外出的不便。对于残疾人，相关人员可以设计符合他们使用习惯的环卫设施，如低位投放口、语音提示等，帮助他们更好地使用环卫服务。对于低收入家庭，相关人员可以通过政策扶持和资金补贴，减轻他们在环卫服务方面的经济负担，确保他们能够享受到基本的环卫服务。

（2）须加强对弱势群体的关注和照顾

环卫工作人员在提供服务时，应特别留意这些人群的需求和困难，主动提供帮助和关怀。同时，相关人员还可以通过开展宣传活动、提供咨询服务等方式，提高弱势群体对环卫服务的知晓度和使用率。

（四）市场化运作原则

市场化运作原则旨在通过引入市场竞争机制，激发环卫服务市场的活力，同时推动环卫企业向市场化、专业化方向发展，以提升服务质量。

1. 引入市场竞争机制是市场化运作原则的核心

通过打破垄断，开放市场，允许多元化的企业参与竞争，不仅能够激发市场活力，还能够带动整个行业的创新与进步。

（1）市场竞争机制能够促使环卫企业不断提升自身的技术水平和服务质量

首先，市场竞争机制要求环卫企业具备敏锐的市场洞察力。企业需要时刻关注市场动态，了解客户的真实需求，以及竞争对手的优劣势。只有这样，企业才能制定出有针对性的市场策略，从而在竞争中占据有利地位。

其次，为了赢得市场份额和客户的青睐，环卫企业必须加大研发投入，提升技术水平。这包括引进先进的环卫设备和技术，培养专业的技术团队，开展技术创新和研发活动。通过不断提升技术水平，企业能够为客户提供更高效、更环保的环卫服务，从而在市场中脱颖而出。

同时，服务质量的提升也是环卫企业在市场竞争中不可或缺的一环。企业需要从客户角度出发，优化服务流程，提高服务效率，增强客户体验。例如，可以通过建立快速响应机制、完善售后服务体系等方式，提升客户满意度和忠诚度。

此外，市场竞争机制还能够激发环卫企业的创新意识和进取精神。在激烈的市场竞争中，企业只有不断创新和追求卓越，才能在市场中立足。这种竞争压力促使企业不断寻求新的发展机遇和突破口，推动整个行业的服务水平不断提升。

（2）市场竞争机制有助于降低服务成本，提高服务效率

首先，市场竞争机制促使环卫企业优化资源配置。企业需要对内部资源进行合理的调配和利用，确保资源能够发挥最大的效益。例如，在人员配置上，企业可以根据不同区域的服务需求，合理安排环卫工人的数量和工作时

间，避免人力资源的浪费。在设备采购上，企业可以选择性价比高、性能稳定的环卫设备，提高设备的使用效率和寿命。

其次，市场竞争机制要求环卫企业提高管理效率。企业需要建立科学的管理制度和流程，优化内部管理结构，减少决策和执行的层级，提高决策和执行的速度和准确性。同时，企业还需要加强员工培训和管理，提高员工的专业素质和工作效率，确保服务质量和效率的提升。

此外，市场竞争机制还促使环卫企业积极采用先进的技术和设备。通过引进先进的环卫技术和设备，企业可以降低作业难度和劳动强度，提高作业效率和质量。例如，采用智能化的环卫设备可以实现自动化作业和远程监控，减少人工干预和错误，提高作业效率和安全性。

这些举措不仅能够降低企业的运营成本，还能够提高服务效率和质量。通过优化资源配置、提高管理效率、采用先进的技术和设备等方式，环卫企业可以在保证服务质量的前提下，降低服务成本，提高盈利能力。这不仅有助于企业自身的可持续发展，还能够为居民提供更加优质、高效的环卫服务，满足人们对美好生活环境的需求。

（3）引入市场竞争机制还有助于推动环卫服务行业的规范化发展

在市场竞争的推动下，环卫服务企业为了赢得市场份额和客户信任，会更加注重服务质量和效率。这意味着他们不仅会投入更多资源用于技术创新和设备升级，还会加强员工培训，提升服务团队的整体素质。这种自我提升的过程，本身就是行业规范化发展的体现。

同时，市场竞争机制能够促使企业遵守市场规则，接受政府监管和社会监督。在公平、透明的竞争环境中，任何企业都不能通过不正当手段获取利益，否则将面临市场的淘汰和法律的制裁。这种约束机制有助于遏制不正当竞争行为，维护市场秩序，保障消费者的合法权益。

此外，竞争机制还能够推动行业标准的制定和完善。在激烈的市场竞争中，企业为了获得竞争优势，会积极参与行业标准的制定和修订工作。这将有助于推动整个行业向更加规范、标准的方向发展，提升行业的整体形象和竞争力。

2. 推动环卫企业向市场化、专业化方向发展是市场化运作原则的重要目标

随着市场竞争的加剧和居民需求的多元化，环卫企业必须不断提升自身的市场适应能力和专业服务水平。

在市场化方面，环卫企业需要积极拥抱市场竞争，通过提升自身的管理水平和运营效率，降低成本，提高服务质量，赢得市场份额。同时，企业还需要加强品牌建设，提升市场认知度和美誉度，树立良好的企业形象。通过市场化运作，环卫企业可以更好地满足市场需求，实现经济效益和社会效益的双赢。

在专业化方面，环卫企业需要不断提升自身的专业技术能力和服务水平。这包括加强内部培训，提高员工的专业技能和素质；引进先进的环卫设备和技术手段，提高作业效率和质量；优化服务流程，提升客户满意度等。通过专业化发展，环卫企业可以更好地适应市场的变化和居民的需求，提供更加精准、高效的服务。

政府在推动环卫企业市场化、专业化发展的过程中扮演着重要角色。政府可以通过制定相关政策法规，为环卫服务市场的健康发展提供制度保障；通过加强市场监管，维护公平竞争的市场秩序。此外，政府还可以加强与环卫企业的合作与沟通，共同推动行业的技术创新和模式创新，实现行业的持续健康发展。

3. 市场化运作原则的实施还需要社会各界的支持和参与

（1）居民作为环卫服务的主要受益者，他们的参与和反馈对于推动市场化运作至关重要

居民可以通过参与环卫服务市场的选择过程，选择那些服务质量高、价格合理的企业，从而推动环卫企业不断提升自身的竞争力和服务水平。同时，居民还可以通过评价和监督环卫企业的服务表现，为企业提供宝贵的反馈和建议，促进企业的持续改进。

（2）媒体和舆论在推动市场化运作中发挥着不可或缺的作用

媒体可以通过报道环卫服务市场的动态和新闻，提高公众对环卫服务的关注度和认知度。同时，媒体还可以发挥监督作用，对环卫服务市场中的不

良行为进行曝光和批评，推动市场的规范和健康发展。舆论的力量同样不可忽视，公众的舆论压力可以促使环卫企业更加重视服务质量，改进服务方式，以满足居民的需求和期望。

二、规划目标

（一）实现环卫服务全覆盖

实现环卫服务全覆盖旨在确保城乡地区都能享受到基本、均等的环卫服务，从而消除环卫服务盲区，提升整体环境卫生水平。

1. 确保城乡地区都能享受到基本、均等的环卫服务是实现全覆盖的关键

首先，需要明确的是，无论是城市还是农村，无论是繁华的中心地带还是偏远的乡村角落，环卫服务都是居民生活不可或缺的一部分。因此，不能因为地域差异而忽视或歧视某些地区的环卫服务需求。相反，政府应该坚持公平、公正的原则，确保环卫服务能够覆盖到每一个角落。

为了实现这一目标，需要加大对农村和偏远地区的投入。这包括资金、技术和人才等方面的支持。在资金方面，政府可以通过财政补贴、税收减免等方式，鼓励更多的社会资本投入农村和偏远地区的环卫服务；在技术方面，可以引入先进的环卫设备和技术手段，提升这些地区的环卫设施建设和作业水平；在人才方面，可以通过培训和引进等方式，培养一支专业、高效的环卫服务队伍，为这些地区提供优质的服务。

同时，还需要加强城乡环卫服务的统筹规划和协调。通过制定科学合理的环卫服务规划，明确城乡环卫服务的目标、任务和措施，确保资源的合理分配和有效利用。同时，加强城乡环卫服务之间的沟通与协作，实现资源共享、优势互补，推动城乡环卫服务的协调发展。

2. 消除环卫服务盲区是实现全覆盖的必然要求

消除环卫服务盲区，是实现环卫服务全覆盖的必经之路，也是提升居民生活品质、构建宜居环境的重要一环。这些盲区，如城乡接合部、老旧小区、背街小巷等，往往因为地理位置偏远、管理难度大、资源投入不足等原因，成为环卫服务的薄弱环节。

城乡接合部作为城市与农村的过渡地带，往往面临着环卫设施不完善、作业力量不足等问题。这些地方的环境卫生状况往往不尽如人意，垃圾堆积、污水横流等现象时有发生。因此，相关人员需要加强对城乡接合部的环卫设施建设和作业力量投入，确保这些地方的环卫服务能够达到城市的标准。

老旧小区和背街小巷则是城市中常常被忽视的环卫服务盲区。这些地方往往因为建筑年代久远、基础设施陈旧、居民结构复杂等原因，导致环卫服务难以有效覆盖。针对这些问题，相关人员可以通过加强老旧小区的改造和整治，更新环卫设施，提升作业效率；同时，加大对背街小巷的清扫保洁力度，确保这些地方的环境卫生状况得到有效改善。

政府和相关部门还应加大对环卫服务盲区的监管和整治力度。通过建立健全的监管机制，定期对环卫服务盲区进行巡查和整治，及时发现和解决存在的问题，确保环卫服务能够真正惠及每一个居民。

3. 提升整体环境卫生水平是实现环卫服务全覆盖的重要目标

环境卫生状况的好坏直接关系到居民的生活质量和城市的形象，因此，需要从多个方面入手，全面提升城乡地区的环境卫生水平。

（1）加强环卫作业管理是实现环境卫生水平提升的基础

建立健全的环卫作业制度，规范作业流程，确保环卫作业的高效、有序进行。同时，加强对环卫工人的培训和管理，增强他们的专业素养和责任意识，确保环卫服务质量。

（2）推动垃圾分类和减量化是提升环境卫生水平的重要手段

通过实施垃圾分类制度，促进资源的回收利用，减少垃圾的产生和处理压力。同时，加强宣传教育，提高居民对垃圾分类的认识和参与度，形成全社会共同参与的良好氛围。

（3）政府和社会各界应发挥积极作用，共同推动环境卫生水平的提升

鼓励企业和社会组织参与环卫服务，形成多元化的服务供给体系，提升环卫服务的整体质量和效率。

4.在实现环卫服务全覆盖的过程中，需要注重与其他相关部门的协同合作

环卫服务作为城市管理和公共服务的重要组成部分，与多个部门的工作密切相关，因此跨部门合作是推动环卫服务全覆盖不可或缺的一环。

（1）与住建部门的合作对于推进城乡基础设施建设具有重要意义

住建部门负责城乡规划和基础设施建设，而环卫服务则需要依托这些基础设施来开展。通过与住建部门加强沟通协作，可以共同规划、建设和优化环卫设施，确保环卫服务能够高效、有序地进行。例如，在城乡规划中充分考虑环卫设施的需求和布局，确保环卫设施与居民生活区、商业区等区域的合理衔接；在基础设施建设过程中，加强环卫设施的配套建设，如垃圾转运站、公共厕所等，提升环卫服务的便利性和效率。

（2）与环保部门的合作对于加强环境污染治理具有关键作用

环保部门负责监测和治理环境污染，而环卫服务则是减少环境污染、维护环境卫生的重要手段。通过与环保部门紧密合作，可以共同制定环保政策和标准，加大环境监管和执法力度，推动环卫服务向更加环保、可持续的方向发展。例如，在垃圾分类和减量化方面，与环保部门共同制定分类标准和处理流程，推动垃圾分类的普及和实施；在环境污染治理方面，加强环卫作业的规范和管理，减少作业过程中的环境污染和噪声扰民等问题。

（3）与其他相关部门如交通、水利、园林等部门的合作具有重要意义

交通运输部门负责城市交通规划和交通管理，与环卫服务在道路清扫、垃圾运输等方面存在交集；水利部门负责水资源管理和水环境治理，与环卫服务在水域保洁、污水处理等方面存在合作空间；园林部门负责城市绿化和景观建设，与环卫服务在公园、绿地等区域的保洁和维护方面存在合作关系。通过加强与这些部门的合作，可以形成合力，共同推动城乡环卫一体化的进程，实现环卫服务全覆盖的目标。

（二）提升环卫服务效率与质量

提升环卫服务效率与质量是城乡环卫一体化规划中的核心任务，它直接

关系到居民的生活质量和城市形象。

1. 优化作业流程是提高环卫作业效率的关键

（1）对现有的环卫作业流程进行全面的梳理和诊断

这包括了解每一个作业环节的具体内容、时间消耗、人员配置等，以及分析这些环节之间的衔接和配合情况。通过这个过程，相关人员可以找出作业流程中的瓶颈和不合理之处，为后续的优化工作提供有力的依据。

（2）针对找出的问题，进行有针对性的优化

在作业路线规划方面，可以利用现代科技手段，如 GIS 地理信息系统和大数据分析，对作业路线进行合理规划，减少不必要的转运和停留时间，提高作业效率。在垃圾收运体系方面，相关人员可以推动垃圾分类收集、运输和处理，建立科学、高效的垃圾收运体系，减少垃圾处理的时间和成本。

（3）引入智能化管理系统也是提高环卫作业效率的重要手段

通过引入智能化管理系统，相关人员可以实现对环卫作业的实时监控和调度，及时了解作业进度和存在的问题，并进行相应的调整和优化。这不仅可以提高作业效率，还可以降低管理成本，提升环卫服务的质量。

2. 引入先进技术是提升环卫服务效率的重要手段

在环卫作业中，智能设备的运用正日益广泛。例如，无人驾驶清扫车可以自主规划路线，进行连续作业，无须人工驾驶，既提高了清扫效率，又降低了人力成本。智能垃圾分类箱则可以通过识别技术自动对垃圾进行分类，减少了人工分类的烦琐和误差，提高了分类的准确性和效率。这些智能设备的运用，不仅提升了环卫作业的自动化和智能化水平，还极大地减轻了环卫工人的劳动强度。

此外，大数据和云计算技术的应用也为环卫服务带来了革命性的变化。通过收集和分析环卫作业数据，相关人员可以实时了解作业情况，发现存在的问题和瓶颈，为优化作业流程提供科学依据。同时，这些数据还可以用于预测和规划环卫服务需求，为决策提供有力支持。云计算技术的应用则可以实现数据的共享和协同，提高数据的使用效率，促进环卫服务的协同化和智能化发展。

在垃圾处理方面，生物降解技术的引入也为环卫服务带来了新的可能性。通过利用微生物对垃圾进行分解和转化，可以实现垃圾的无害化处理和资源化利用。这种技术不仅降低了垃圾处理的环境影响，还促进了资源的循环利用，为环保事业作出了积极贡献。

3. 加强对环卫人员的培训和管理是提升服务质量和专业水平的重要途径

环卫人员作为服务的直接提供者，他们的专业素养、工作态度和操作技能都直接关系到服务的效果和居民的体验。

（1）培训和教育是提升环卫人员素质的基础

需要根据环卫工作的特点和要求，制订系统的培训计划，包括岗位技能培训、安全知识培训、职业道德培训等。通过培训，使环卫人员熟练掌握各类环卫设备的使用和维护，提高作业效率；同时，增强他们的安全意识和环保意识，确保作业过程中的安全和环保。

（2）建立健全的管理制度是保障环卫服务质量的关键

需要制定详细的工作职责和操作规程，明确环卫人员的任务分工和作业要求。通过制度化管理，规范环卫人员的行为，确保他们严格按照规范和要求进行作业。

（3）加强对环卫人员的日常管理和监督

通过定期检查、随机抽查等方式，了解环卫人员的作业情况和服务质量，及时发现问题并进行整改。同时，建立投诉处理机制，对居民的投诉和建议进行及时处理和反馈，不断改进和提升服务质量。

（4）关注环卫人员的职业发展和福利待遇

通过提供晋升机会、改善工作环境、提高薪酬待遇等措施，增强环卫人员的职业认同感和归属感，吸引更多优秀人才加入到环卫队伍中来。

（三）推动环卫行业创新发展

推动环卫行业创新发展是提升整体服务质量和效率的关键所在，也是适应新时代社会发展和环境保护需求的重要举措。

1. 鼓励环卫企业加大研发投入是推动技术创新和产业升级的基础

政府可以通过实施多个策略方式，支持环卫企业增加研发投入，引导其开展技术创新活动。同时，企业也应树立创新意识，积极引进和培养创新型人才，建立健全研发机制，提升自主创新能力。通过技术创新，环卫企业可以开发出更加高效、环保的环卫设备和技术，提高作业效率和质量，降低运营成本，增强市场竞争力。

2. 探索环卫服务新模式是引领行业发展方向的重要途径

随着信息技术的快速发展和智能化水平的不断提升，智慧环卫、绿色环卫等新模式应运而生。智慧环卫通过应用物联网、大数据、云计算等技术手段，实现环卫作业的智能化管理和监控，提高作业效率和准确性；绿色环卫则注重环保和可持续发展，推动垃圾分类和资源化利用，减少环境污染和资源浪费。环卫企业应积极探索和尝试这些新模式，结合实际情况进行创新应用，为居民提供更加优质、便捷、环保的环卫服务。

3. 在推动环卫行业创新发展的过程中，须加强行业间的交流与合作

通过搭建行业交流平台、举办创新论坛等方式，促进环卫企业之间的信息共享和经验交流，推动行业内的合作与共赢。同时，加强与高校、科研机构等单位的合作，引进先进技术和理念，推动产学研深度融合，为环卫行业的创新发展提供有力支撑。

4. 政府和社会各界应为环卫行业的创新发展提供良好的环境和氛围

政府应制定和完善相关政策法规，为环卫企业的创新活动提供制度保障；社会各界应加强对环卫行业的关注和支持，提高公众对环卫工作的认知度和认可度，为环卫行业的创新发展营造良好的社会氛围。

（四）构建和谐社会环境

1. 环境卫生状况的好坏直接关系到居民的生活质量

一个干净整洁、秩序井然的环境不仅能够给居民带来舒适的生活体验，还能提升他们的幸福感和满意度。因此，相关人员需要通过环卫一体化规划，加强环卫设施建设，优化作业流程，提高环卫服务质量，确保城乡地区都能享受到清洁、美丽的环境。

2. 改善环境卫生状况是增强社会幸福感的重要途径

社会幸福感是指人们对社会生活的满意度和幸福感。一个环境优美、卫生状况良好的社会环境能够让人们感到愉悦和安心，增强他们对社会的认同感和归属感。因此，通过环卫一体化规划，相关人员可以努力创造一个宜居、宜业、宜游的城乡环境，让居民在享受美好生活的同时，也能感受到社会的和谐与温暖。

3. 加强和促进城乡之间的融合与交流

城乡之间的发展差距和环境差异是构建和谐社会的难点之一。通过环卫一体化规划，可以推动城乡环卫服务的均衡发展，消除环卫服务盲区，让城乡居民都能享受到同等水平的环卫服务。同时，加强城乡之间的合作与交流，推动资源共享和优势互补，促进城乡经济社会的协调发展，进一步缩小城乡差距，实现城乡共同繁荣。

4. 注重培养居民的环保意识和文明素养

通过宣传教育、示范引导等方式，提高居民对环境保护的认识和重视程度，引导他们养成良好的卫生习惯和文明行为，共同维护美好的生活环境。

第二节　城乡环卫一体化的设计要点与方法

一、城乡环卫一体化的设计要点

（一）垃圾分类与处理系统设计

随着城市化进程的加快和人们环保意识的提高，垃圾分类与处理已成为城乡环卫工作中不可或缺的一环。一个科学合理的垃圾分类与处理系统不仅有助于改善居民的生活环境，还能促进资源的有效回收和再利用，实现环境的可持续发展。

1. 垃圾分类系统的设计

垃圾分类是垃圾处理的首要环节，也是整个环卫一体化的基石。在设计垃圾分类系统时，必须充分考虑各类垃圾的特性，并制定相应的分类标准。

将垃圾分为可回收物、有害垃圾、湿垃圾和干垃圾等几大类，是基于垃圾的性质和处理方式进行的科学划分。

（1）可回收物

可回收物作为垃圾分类中的重要一环，不是那些看似无用的废弃物，而是潜在的宝贵资源，通过回收处理，它们能够焕发出新的生命力，再次服务于相关人员的生活。

a. 废纸，作为最常见的可回收物之一，其回收再利用的价值巨大

通过先进的再生纸技术，废纸得以焕发新生，转化为一张张崭新的纸张，这一过程不仅体现了环保理念，更带来了诸多实际效益。

首先，废纸回收再利用对于保护森林资源具有重要意义。随着社会的快速发展，纸张的需求量日益增大，如果全部依赖新木材来生产纸张，那么对森林的砍伐将不可避免地加剧。而废纸回收再利用则能有效减少对新木材的需求，进而保护那些珍贵的森林资源，维护生态平衡。

其次，废纸回收再利用有助于降低能源消耗和减少污染排放。生产新纸张需要消耗大量的能源，包括电力、燃料等，同时还会产生一定的污染物排放。而废纸再生技术能在很大程度上降低这些能源消耗和污染排放，因为它是在原有纸张的基础上进行再加工，无须从头开始。

此外，随着废纸再生技术的不断进步，新纸张的质量和性能也得到了显著提升。如今，通过再生纸技术生产出的纸张，无论是从外观还是性能上，都与原生纸相差无几。它们不仅具有良好的书写和打印效果，还具备较高的耐用性和稳定性，完全能够满足人们的日常使用需求。

b. 废塑料的回收同样具有重要意义

塑料，这种在现代生活中无处不在的材料，因其难以自然降解的特性，一旦随意丢弃，便会成为环境的长期负担。因此，废塑料的有效回收与再利用，不仅有助于减轻环境压力，还能实现资源的循环利用，促进可持续发展。

首先，废塑料回收有助于减少新塑料的生产量。塑料的生产往往需要消耗大量的石油等不可再生资源，而这些资源的开采和使用不仅会对环境造成破坏，还会使人类面临资源枯竭的风险。通过回收废塑料并重新加工成新的塑料制品，我们可以有效地减少对新塑料的需求，从而减少对不可再生资源的依赖。

其次，废塑料回收有助于减少塑料垃圾对环境的污染。塑料垃圾在自然环境中难以降解，长期堆积会占用大量土地，并可能通过风、水等自然力作用进入土壤和水体，对生态系统造成破坏。通过回收废塑料，我们可以减少塑料垃圾的数量，降低其对环境的污染程度，保护生态系统的健康与稳定。

此外，废塑料回收还能带来经济效益。随着环保意识的提高和政策的推动，废塑料回收行业逐渐兴起，成为了一个新的经济增长点。通过回收和处理废塑料，可以创造就业机会，促进相关产业的发展，实现经济与环境的双赢。

c.废金属的回收再利用则更加直接和高效

金属，作为一种可循环利用的材料，其生命周期并不仅仅局限于一次的使用。通过回收和再利用，废金属可以焕发新生，成为新的金属制品的原材料，为社会经济发展提供持续的动力。

首先，废金属回收再利用最直接的优势在于节约能源和成本。金属的生产过程往往需要消耗大量的能源和原材料，而回收废金属则可以避免这一过程的重复。经过回炉熔炼，废金属可以重新变成液态金属，再经过铸造、轧制等工艺，成为各种金属制品的原材料。这一过程不仅减少了能源消耗，还降低了生产成本，提高了资源利用效率。

其次，废金属回收再利用有助于减少对环境的破坏。金属在开采和冶炼过程中会产生大量的废气、废水和固体废弃物，对环境造成严重的污染。而回收废金属则可以减少对新金属的需求，从而减少开采和冶炼过程中的环境污染。此外，废金属回收还可以减少垃圾堆积和土地占用，为城市环境改善作出贡献。

此外，高品质的再生金属在某些领域甚至能够替代原生金属，满足高端制造业的需求。随着科技的进步和工艺的提升，再生金属的质量和性能不断提高，已经能够满足许多高端制造业对原材料的要求。这不仅扩大了再生金属的应用范围，也促进了制造业的可持续发展。

最后，废金属回收再利用还具有重要的经济意义。随着全球经济的发展和资源的日益紧缺，金属价格不断攀升。回收废金属不仅可以为企业降低成本、提高效益，还可以为国家创造大量的外汇收入。同时，废金属回收行业也为社会提供了大量的就业机会，促进了经济的稳定发展。

（2）有害垃圾

这类垃圾的特殊性质，使得其处理与处置方法相较于其他垃圾类型有着更为严格的要求。

在日常生活中，常见的有害垃圾包括废电池、废灯管、过期药品等。这些物品中都含有诸如重金属、有毒化学物质等有害物质。一旦这些物质未经妥善处理而进入环境，它们可能会通过土壤渗透、水源污染等方式，对生态环境造成长期且难以逆转的影响。

例如，废电池中的重金属如果渗入土壤，会破坏土壤结构，影响植物生长，甚至通过食物链进入人体，危害健康。同样，废灯管中的荧光粉含有汞等有毒物质，一旦泄漏到环境中，会对水源造成污染，进而影响水生生物和人类的健康。

因此，对有害垃圾进行专门收集和处理显得尤为重要。这需要建立起一套完善的有害垃圾收集、运输、处理体系，确保这类垃圾得到妥善处理。同时，也需要加强公众对有害垃圾的认识和了解，提高垃圾分类的准确率，减少有害垃圾对环境的潜在威胁。

在收集环节，可以设立专门的有害垃圾收集容器，并标明清晰的标识，引导居民正确投放。在运输环节，应采用密闭式运输车辆，防止有害垃圾在运输过程中泄漏或散落。在处理环节，则应采用专业的技术手段，如高温焚烧、化学处理等，确保有害物质得到有效去除或稳定化，防止其对环境造成进一步危害。

（3）湿垃圾

湿垃圾，作为城市生活垃圾的重要组成部分，具有其独特的属性和处理价值。它们主要包括食材废料、剩菜剩饭、过期食品、瓜皮果核、花卉绿植、中药药渣等易腐的生物质生活废弃物。这些垃圾富含有机物质，具备高度的生物降解性，但同时也容易在自然条件下迅速腐烂，产生异味和滋生病菌，因此合理的处理显得尤为重要。

湿垃圾的生物处理是一种环保且资源化的处理方式，具体有以下几点。

堆肥技术：

作为湿垃圾处理的重要手段，不仅实现了废弃物的资源化利用，还促进了生态环境的可持续发展。

首先，堆肥技术的核心在于利用微生物的作用，将湿垃圾中的有机物质进行分解和转化。这一过程中，湿垃圾被堆积成堆，通过控制堆体内部的温度、湿度和氧气供应等条件，营造出适合微生物生长繁殖的环境。微生物在分解有机物质的过程中，会释放出大量的热能，使堆体内部温度升高，进一步加速有机物质的分解速度。

随着分解过程的进行，湿垃圾中的有机物质逐渐转化为稳定的腐殖质，形成富含营养物质的有机肥料。这种肥料中富含氮、磷、钾等多种植物所需的营养元素，且其结构疏松、易于被植物吸收利用。因此，将堆肥产品应用于农田、园艺或土壤改良中，能够显著提高土壤肥力，改善土壤结构，促进植物健康生长。

此外，堆肥技术还具有显著的环保效益。通过堆肥处理湿垃圾，可以有效减少垃圾填埋和焚烧所带来的环境污染问题。填埋会占用大量土地资源，且可能产生渗滤液等污染物；而焚烧则可能产生有害气体和颗粒物，对空气环境造成影响。相比之下，堆肥技术无须占用大量土地，且不会产生有害气体和渗滤液等污染物，是一种更加环保的垃圾处理方式。

同时，堆肥技术还促进了资源的循环利用。湿垃圾中的有机物质经过堆肥处理后，转化为有价值的有机肥料，实现了废弃物的资源化利用。这不仅减少了对新肥料的需求，降低了农业生产成本，还促进了资源的可持续利用。

厌氧消化技术：

厌氧消化技术，作为湿垃圾处理的另一种有效途径，其重要性和优势不容忽视。在无氧或低氧的条件下，厌氧消化过程能够高效地将湿垃圾中的有机物质转化为生物气和稳定的有机残渣，实现垃圾的资源化利用和能源回收。

首先，厌氧消化技术的核心在于特定的微生物群体。这些微生物在无氧环境下，通过复杂的生物化学反应，将湿垃圾中的有机物质分解为小分子化合物，进而生成生物气。生物气的主要成分是甲烷，这是一种高效、清洁的能源，可广泛应用于发电、供热以及作为燃料使用。通过这种方式，湿垃圾不再是简单的废弃物，而是成为宝贵的能源来源，有助于减少对化石燃料的依赖，降低碳排放，促进可持续发展。

其次，厌氧消化技术产生的稳定有机残渣也具有很高的利用价值。这些残渣富含有机质和营养元素，可以作为土壤改良剂或有机肥料使用。将其应用于农田或园艺中，不仅可以提高土壤肥力，改善土壤结构，还能促进植物的生长和产量的提高。因此，厌氧消化技术不仅实现了湿垃圾的有效处理，还促进了农业生产的可持续发展。

此外，厌氧消化技术还具有环保优势。与传统的焚烧或填埋处理方式相比，厌氧消化过程中不会产生有害气体和渗滤液等污染物。同时，由于是在封闭系统中进行，厌氧消化还能有效减少臭气的排放，降低对周边环境的影响。这种环保特性使得厌氧消化技术在城市垃圾处理中具有重要的应用价值

（4）干垃圾

干垃圾，作为垃圾分类中的一大类，涵盖了除可回收物、有害垃圾和湿垃圾之外的所有其他废弃物。这类垃圾的特性多样，包括一些难以归类的、无法直接回收利用的物品。

在日常生活中，人们经常会遇到各种干垃圾，它们的成分多样，处理起来也颇具挑战。然而，随着科技的进步和环保意识的提高，干垃圾的处理方式正在发生深刻的变化。

首先，更精细的分类是干垃圾处理的重要一步。通过对干垃圾进行更细致的分类，人们可以更准确地识别出其中有价值的成分，从而实现更高效的回收利用。例如，一些可回收的塑料、金属和纸张等，经过分类后可以被送

往专门的回收站，进行再生利用，减少对新资源的需求。

其次，新技术的应用也为干垃圾处理带来了新的可能性。高温热解、气化等技术可以通过高温处理干垃圾，将其转化为可燃气体或燃料油等产品，这些产品不仅可以用于能源供应，还可以进一步减少对传统能源的依赖。同时，这些技术还可以有效减少干垃圾的体积和重量，降低处理成本。

此外，一些创新性的项目也在不断探索干垃圾的处理方式。例如，通过生物转化技术，可以将干垃圾中的有机成分转化为生物燃料，这不仅可以减少对传统能源的消耗，还可以降低温室气体排放。另外，一些研究也在探索从干垃圾中提取金属或化学元素的方法，以实现资源的最大化利用。

2. 合理设置分类垃圾桶和收集点

（1）分类垃圾桶的设置需要充分考虑到不同区域的特点和需求

a. 公园

在公园中，垃圾桶的设置和管理是一项至关重要的工作，它直接关系到公园的清洁程度和游客的体验。鉴于公园游客数量众多且活动类型丰富多样，垃圾桶的设置需要充分考虑便捷性和美观性两个方面的平衡。

首先，从便捷性的角度来看，垃圾桶的布点要合理，既要考虑到游客的活动路线，又要确保垃圾桶的数量足够，以便游客随时投放垃圾。特别是在人流密集的区域，如游乐设施附近、休息亭台、步行道旁等，应适当增加垃圾桶的数量，避免游客因找不到垃圾桶而随意丢弃垃圾。此外，垃圾桶的开口设计也要便于投放，开口大小适中，方便游客投放各种大小的垃圾。

其次，美观性也是公园垃圾桶设置中不可忽视的因素。垃圾桶的外观设计应与公园的整体风格相协调，可以采用与公园环境相融合的材质和色彩，使其成为公园景观的一部分。同时，垃圾桶的造型也可以进行创意设计，既实用又美观，提升游客的使用体验。此外，鉴于公园中可能存在较多的易腐垃圾，如食品残渣等，可以设置专门的湿垃圾收集桶。这些湿垃圾收集桶应有明显的标识，以便游客正确分类投放。同时，可以设置相关的宣传标识和提示语，引导游客养成良好的垃圾分类习惯。

最后，为了保持垃圾桶的清洁和卫生，公园管理部门应定期对垃圾桶进行清理和消毒，确保游客的使用安全。同时，也可以通过科技手段，如智能垃圾桶等，提高垃圾桶的管理效率和使用便捷性。

b. 办公区

在办公区，垃圾桶的设置和管理是确保办公环境整洁有序的重要环节。由于办公区的特性，垃圾桶的设置应更加注重实用性和效率性，以满足员工日常工作的需求。

首先，垃圾桶的容量和数量应根据办公区域的大小和人员密度进行合理配置。不同部门或楼层之间的垃圾产生量可能存在差异，因此，须根据实际情况进行灵活调整。确保垃圾桶的容量足够大，能够容纳一定量的垃圾，避免频繁更换或清理。同时，垃圾桶的数量也要适中，既不能太少导致员工投放不便，也不能太多造成资源浪费。

其次，垃圾桶的放置位置也是影响实用性和效率性的关键因素。为了方便员工投放垃圾，垃圾桶应放置在易于触及的位置，如办公室门口、茶水间附近或走廊转角等。这些位置通常是员工日常活动的必经之路，能够方便员工随时投放垃圾，减少因寻找垃圾桶而造成的时间浪费。此外，针对办公区可能产生的有害垃圾，如废旧电池、荧光灯管等，应设置专门的有害垃圾收集桶。这些有害垃圾如果不进行专门处理，可能会对环境造成危害。因此，设置专门的有害垃圾收集桶，并标明清晰的投放指南，能够引导员工正确投放，避免有害垃圾与其他垃圾混合处理。同时，为了提高垃圾桶的使用效率，还可以考虑采用分类投放的方式。将不同种类的垃圾分别投放到不同的垃圾桶中，有利于后续的垃圾处理和资源回收。例如，可以设置可回收垃圾桶、湿垃圾桶和干垃圾桶等，鼓励员工进行分类投放。

最后，定期对垃圾桶进行清理和消毒也是确保办公区垃圾桶卫生和员工健康的必要措施。通过定期清理，可以保持垃圾桶的清洁和卫生，避免垃圾桶滋生细菌或产生异味。同时，使用适当的消毒剂对垃圾桶进行消毒处理，可以杀灭潜在的病菌，保障员工的健康。

c. 工业区

在工业区，垃圾桶的设置与管理是一项极为关键的任务，其重要性不容忽视。由于工业生产活动产生的垃圾种类繁多且数量庞大，因此垃圾桶的设置应更加注重专业性和安全性，以满足工业区的特殊需求。

首先，从专业性的角度来看，工业区的垃圾桶应根据不同种类的垃圾进行专门设计。这包括但不限于金属垃圾收集桶、塑料垃圾收集桶、化学废料收集桶等。通过分类收集，可以更有效地进行垃圾处理和资源回收，降低环境污染，提高资源利用效率。同时，这也需要工业区内的员工和管理人员具备相应的垃圾分类知识和意识，以确保垃圾能够正确投放。其次，安全性是工业区垃圾桶设置时必须考虑的重要因素。由于工业垃圾中可能含有有害成分，如易燃、易爆、有毒等物质，因此垃圾桶的材质和结构应具备一定的防火、防爆等安全性能。例如，可以采用阻燃材料制作垃圾桶，或者在垃圾桶内部设置防火隔离层，以防止火源直接接触垃圾引发火灾。此外，垃圾桶的开口设计也应考虑到防止有害气体或液体泄漏的问题，确保人员和环境的安全。工业区垃圾桶的设置还应考虑到便捷性和管理效率。垃圾桶的布点应合理，方便员工投放垃圾，同时也有利于管理人员进行清理和收集。此外，可以引入智能垃圾桶等先进设备，通过物联网技术实现垃圾桶的自动识别和分类收集，提高管理效率。

（2）标明各类垃圾的投放口是确保垃圾分类工作顺利进行的关键

在每个垃圾桶上清晰地标注各类垃圾的投放口，使得每个使用者在投放垃圾时都能一目了然，避免了因混淆而导致的投放错误。这样的设计不仅方便了居民和公众的日常操作，也降低了垃圾分类的门槛，使得更多人能够积极参与到垃圾分类的行动中来。

除了位置和标识的清晰标注外，还可以通过文字说明和图示等方式，进一步普及垃圾分类的知识和方法。这些说明和图示可以详细介绍各类垃圾的特点和分类标准，让使用者更加明确每种垃圾应该投放到哪个投放口。这样的设计不仅提高了垃圾分类的准确率，也增强了公众的垃圾分类意识和能力。

此外，还可以通过创新性的设计来进一步优化垃圾桶的投放口标识。比如，可以采用颜色区分法，将不同种类的垃圾投放口用不同的颜色进行标识，使得使用者能够更加直观地了解每种垃圾的分类。或者，在投放口处设置感应装置，当使用者靠近时自动播放垃圾分类的提示音或显示相关提示信息，进一步提高垃圾分类的便捷性和准确性。

（3）合理规划垃圾收集点的布局是至关重要的

垃圾收集点的设置不仅关乎居民和公众投放垃圾的便利性，还直接影响到垃圾运输的效率和成本。

首先，垃圾收集点应设置在居民和公众日常活动频繁、易于触及的区域，如小区门口、公园入口、商业街区等。这样可以方便大家随时投放垃圾，减少因找不到合适投放点而导致的乱扔垃圾现象。同时，垃圾收集点的设置还应考虑到垃圾运输的便利性，确保垃圾收集车能够顺利到达并进行收集作业。

其次，垃圾收集点的数量和容量也应根据垃圾产生量和处理需求进行合理配置。对于垃圾产生量较大的区域，应适当增加垃圾收集点的数量或提高单个收集点的容量，以满足居民的投放需求。同时，垃圾收集点的布局还应与垃圾中转站或处理设施的位置和规模相协调，确保垃圾能够及时、方便地运送到指定的处理地点。

此外，垃圾收集点的设置还应注重人性化设计。例如，可以设置遮阳设施、防雨设施等，为投放垃圾的居民提供便利。同时，还可以设置明显的标识和指引，帮助居民正确找到并使用垃圾收集点。

3.垃圾处理系统的设计

垃圾处理系统是垃圾分类后的重要环节，其设计直接关系到垃圾处理的效率、环保性和可持续性。

（1）科学选址与规划

1）选址的细致考量

除了确保垃圾处理设施远离居民区和水源地，以避免潜在的污染风险和对居民日常生活的干扰，还需要综合考虑一系列其他因素，以确保选址的科学性和合理性。

a.地质条件是一个不可忽视的因素

首先，地质结构的稳定性是选址过程中的核心考量因素。通过对选址区域的地质构造、断层分布、岩层稳定性等进行深入调查，可以评估该区域是否适合建设垃圾处理设施。如果地质结构不稳定，可能会导致设施在运营过程中出现地基沉降、裂缝等问题，严重影响设施的安全性和稳定性。

其次，地下水位也是地质条件中不可忽视的一环。地下水位的高低直接影响到垃圾处理设施的防水设计和污水处理能力。如果地下水位较高，就需要采取更加严格的防水措施，以防止垃圾渗滤液等污染物渗漏到地下水中。同时，还需要考虑地下水流动对垃圾处理设施的影响，确保设施能够有效地处理并防止污染物的扩散。

此外，土壤类型也是地质条件中需要考虑的重要因素。不同类型的土壤对垃圾处理设施的建设和运营有不同的影响。例如，沙质土壤渗透性强，可能导致垃圾渗滤液易于渗漏；而黏性土壤则可能因水分含量高而增加设施建设的难度。因此，在选址过程中，需要对土壤类型进行全面分析，并根据实际情况制定相应的处理措施。

b.风向是一个需要重点考虑的因素

垃圾焚烧厂等处理设施在运行过程中会产生一定量的废气排放，这些废气如果处理不当或选址不合理，可能会对周边居民的空气质量产生负面影响。因此，深入了解当地的风向、风速等气候条件，对于确保垃圾处理设施的安全运营和环境保护具有重要意义。

首先，将垃圾处理设施置于下风向是一种有效的策略。通过这样做，可以最大限度地减少废气对居民区的直接影响。然而，这并不意味着只要设施位于下风向就万事大吉。还需要进一步分析风速、风向的变化规律，以确保废气在排放后能够迅速扩散，避免在局部地区形成污染积聚。

其次，除了考虑主导风向外，还应关注季节性风向的变化。在某些地区，冬季和夏季的风向可能存在显著差异。因此，选址时需要综合考虑全年的风向变化，确保设施在不同季节都能保持良好的排放状态。

c.交通便捷性是选址过程中需要考虑的重要因素

一个优越的地理位置和便利的交通条件不仅能够确保垃圾处理设施的高效运作，还能极大地提升其整体运营效益。

首先，垃圾处理设施需要定期接收和运输大量的垃圾，因此选址时应优先考虑交通便利的地点。这样的位置不仅有利于垃圾运输车辆的快速进出，减少运输时间和成本，还能有效避免由于交通拥堵而导致的垃圾滞留和延误。

其次，选址区域应具备完善的道路网络和交通设施。这不仅包括主干道、次干道等道路设施的完善，还应考虑交通标志、交通信号灯、监控设备等交通管理设施的配备。这些设施的完善可以确保垃圾运输车辆在行驶过程中的安全性和顺畅性，减少交通事故和突发情况的发生。

此外，选址时还应充分考虑周边交通状况的变化趋势。例如，随着城市的发展，某些原本交通便利的区域可能会逐渐变得拥堵不堪。因此，选址过程中需要对未来交通状况进行合理预测和评估，确保垃圾处理设施在未来仍能保持良好的交通条件。

最后，为了进一步提升交通便捷性，还可以考虑在选址区域附近设置专门的垃圾运输通道或中转站。这些设施可以优化垃圾运输路线，提高运输效率，降低运输成本，同时也有助于缓解周边道路的交通压力。

垃圾处理设施的规划与城市发展的协调，是确保城市可持续发展的重要一环。这两者之间的关系紧密而微妙，需要在规划过程中充分考虑到城市未来的发展趋势和垃圾量的增长情况。

d. 垃圾处理设施的规划必须紧密结合城市的发展规划

在规划过程中，相关人员需要深入研究和分析城市的多个维度，包括扩张方向、人口增长趋势以及经济发展状况等，以制定出既符合当前需求又适应未来发展的垃圾处理设施规划。

首先，了解城市的扩张方向对于垃圾处理设施的选址至关重要。随着城市的不断扩张，新的居民区、商业区和工业区将不断涌现，这些区域都将产生大量的垃圾。因此，垃圾处理设施应尽可能靠近这些新的垃圾产生源，以便减少垃圾运输的成本和时间。同时，还需要考虑到城市未来扩张的潜力，预留出足够的空间用于垃圾处理设施的建设和扩建。

其次，人口增长趋势是预测未来垃圾产生量的关键因素。随着城市人口的增加，垃圾量也将相应增长。因此，垃圾处理设施的规划需要充分考虑到人口增长的速度和规模，确保设施的处理能力能够满足未来垃圾量的增长需求。此外，还需要关注人口分布的变化，以便在合适的地点建设垃圾收集点和转运站，提高垃圾收运效率。

最后，经济发展状况对于垃圾处理设施的建设和运营也有着重要的影响。随着经济的发展，人们的生活水平将不断提高，垃圾的成分也将发生变化。因此，垃圾处理设施需要采用先进的技术和设备，以适应不同种类垃圾的处理需求。同时，还需要考虑到设施建设和运营的成本问题，确保设施的经济性和可持续性。

e. 预留足够的空间以应对未来垃圾量的增长是垃圾处理设施规划中的关键一环

随着城市化进程的加速推进，城市规模和人口数量将持续增长，这必然导致垃圾产生量的大幅增加。同时，随着人们生活水平的提高和消费模式的转变，垃圾的成分也将日趋复杂，对垃圾处理设施的要求也将更加严格。因此，预留足够的空间，是为了应对这种不可避免的垃圾量增长趋势，确保垃圾处理设施能够满足城市未来发展的需求。

预留空间的做法具有多重意义。一方面，它可以为垃圾处理设施的扩建提供可能性。当现有设施的处理能力接近饱和时，可以通过在预留空间内增设新的处理设备或建设新的处理单元，来提升整体处理能力，从而避免垃圾处理瓶颈的出现。另一方面，预留空间也可以为新技术和新设备的引入提供便利。随着科技的进步，更高效、更环保的垃圾处理技术将不断涌现。预留空间可以确保城市在需要时能够迅速引入这些新技术，提升垃圾处理的效率和水平。

此外，预留足够的空间还有助于增强垃圾处理设施的安全性和稳定性。在垃圾处理过程中，可能会遇到各种突发情况或紧急事件，如设备故障、火灾等。预留空间可以为应急措施的实施提供足够的缓冲区域，降低潜在风险，保障设施的安全运行。

2）环境影响评价

这一评价过程旨在全面、深入地分析垃圾处理设施对周边环境、生态系统和居民生活的潜在影响，并据此提出有效的缓解措施，确保设施的建设与运营符合环保和可持续发展的要求。

a. 环境影响评价需要对垃圾处理设施可能产生的各种环境影响进行定量和定性的分析

在空气污染方面，需要评估垃圾处理过程中可能产生的废气、粉尘等污染物的排放情况，分析其对周边大气环境质量的影响。这包括对排放标准的符合性评估，以及预测可能对区域气候和空气质量产生的长期影响。

水体污染同样是关注的重点。垃圾处理设施可能会产生渗滤液、废水等污染物，这些污染物如果处理不当，可能会对地下水、地表水甚至饮用水源造成污染。因此，相关人员需要对设施的污水处理系统和排放口进行严格监控和评估，确保污染物排放达到相关标准。

土壤污染问题也不容忽视。垃圾处理过程中可能会产生一些有害物质，这些物质如果渗入土壤，可能会对土壤质量和农作物生长造成负面影响。因此，相关人员需要对设施的土壤环境进行定期监测，评估土壤污染的风险和程度。

此外，噪声污染也是环境影响评价的重要方面。垃圾处理设施在运行过程中可能会产生噪声，对周边居民的生活造成干扰。因此，相关人员需要对设施的噪声排放进行监测和评估，提出有效的降噪措施，保障居民的生活质量。

最后，生态破坏也是需要关注的问题。垃圾处理设施的建设和运营可能会对周边的生态系统造成破坏，如破坏植被、影响动物栖息等。因此，我们需要对设施的生态影响进行全面评估，提出生态保护措施，减少对生态系统的负面影响。

b. 环境影响评价需要关注垃圾处理设施对居民生活的影响

首先，垃圾处理设施可能对居民的健康状况产生潜在影响。设施运行过程中可能产生的有害气体、噪声和灰尘等污染物，如果处理不当或排放超标，就可能对周边居民的呼吸系统、神经系统等造成损害。因此，环境影响评价需要严格分析设施可能产生的污染物种类、浓度及扩散范围，并预测对居民健康的具体影响。

其次，垃圾处理设施对居民生活质量的影响也不容忽视。设施的建设和运营可能带来交通拥堵、异味扰民、视觉污染等问题，这些都可能降低居民的生活满意度和幸福感。在评价过程中，需要充分考虑设施对周边环境的影响，提出有效的缓解措施，如优化交通组织、加强异味控制等，以最大程度地减少对居民生活质量的影响。

此外，居民的心理感受同样是环境影响评价需要关注的重要方面。垃圾处理设施作为城市基础设施的一部分，其建设和运营往往会引起居民的关注和担忧。一些居民可能因担心环境污染、健康风险等问题而产生焦虑、恐惧等负面情绪。因此，在评价过程中，需要通过调查问卷、座谈会等方式深入了解居民对设施的态度，及时回应他们的疑虑和诉求，增强居民对设施建设和运营的信任感和支持度。

在评估了垃圾处理设施的各种影响后，环境影响评价还需要提出相应的缓解措施。这些措施旨在降低或消除设施对环境和居民的不良影响，确保设施的建设与运营符合环保标准。例如，针对空气污染问题，相关人员可以采用先进的废气处理技术；针对噪声污染问题，相关人员可以设置隔音设施或调整运营时间等。

c.环境影响评价需要对垃圾处理设施的长期影响进行预测和评估

首先，对垃圾处理设施的长期影响进行预测和评估，需要深入研究设施的生命周期特性。这包括设施的使用寿命、维护需求、更新改造的可能性以及最终的退役处理等方面。通过全面考虑这些因素，可以预测设施在未来可能产生的环境影响，并提前制定应对措施，防止潜在问题的发生。

其次，长期影响评估还需要关注设施对环境和生态系统的累积效应。随着时间的推移，垃圾处理设施可能会产生一些不易察觉但影响深远的累积效应，如土壤污染、地下水污染等。这些影响可能逐渐加剧，对环境和生态系统造成长期损害。因此，我们需要通过长期的监测和评估，及时发现并处理这些潜在问题，确保设施对环境的影响始终控制在可接受的范围内。

此外，对垃圾处理设施的长期影响进行预测和评估，还需要考虑社会经济因素的变化。随着城市的发展和人口的增长，垃圾处理需求可能会发生变化，同时社会对环境保护的要求也可能不断提高。因此，需要根据未来的发展趋势和可能的变化，灵活调整垃圾处理设施的规划和运营策略，确保其能够适应未来的需求和环境要求。

（2）采用先进技术

1）技术创新与研发

技术创新与研发是推动垃圾处理效率提升和环保水平提高的关键动力。为了鼓励和支持垃圾处理技术的创新和研发，需要从多个方面入手。

首先，政策层面的支持和引导至关重要。政府可以设立专门的垃圾处理技术研发基金，为相关科研机构和企业提供资金支持，推动他们深入研究垃圾处理技术的创新。同时，政府还可以制定一系列优惠政策，如税收减免、资金补贴等，以吸引更多的企业和科研机构投身于垃圾处理技术的研发工作。

其次，加强产学研合作是推动技术创新的有效途径。科研机构、高校和企业之间可以建立紧密的合作关系，共同开展垃圾处理技术的研发工作。通过共享资源、互通有无，可以加速技术创新的进程，推动新技术在垃圾处理领域的应用。

此外，注重人才培养和引进也是推动技术创新的关键。政府可以加大对垃圾处理技术领域的人才培养投入，鼓励高校开设相关专业和课程，培养更多的专业人才。同时，还可以通过引进国外先进的技术和人才，提升我国垃圾处理技术的整体水平。

在推动技术创新的同时，还需要关注新技术的实际应用效果。对于已经研发出的新技术，需要进行严格的测试和评估，确保其在实际应用中能够达到预期的处理效率和环保水平。对于有效的新技术，可以加大推广力度，使其在更广泛的范围内得到应用。

2）资源化利用

资源化利用不仅能够实现垃圾的资源化、减量化，还能够为环境保护和可持续发展作出贡献。

首先，资源化利用有助于实现垃圾的资源化。垃圾中往往蕴含着许多有价值的物质，如金属、塑料、纸张等。通过采用先进的垃圾分选和处理技术，相关人员可以有效地从垃圾中提取这些有价值的物质，并将其转化为可再生资源。这样不仅能够减少对自然资源的开采需求，还能够降低生产成本，推动循环经济的发展。

其次，资源化利用有助于实现垃圾的减量化。传统的垃圾处理方式往往是填埋或焚烧，这不仅占用了大量的土地资源，还可能产生二次污染。而通过资源化利用，相关人员可以将垃圾中的有用物质进行回收和再利用，减少垃圾的数量和体积。这不仅能够减轻垃圾处理设施的压力，还能够减少对环境的负面影响，实现垃圾的减量化和无害化处理。

为了实现垃圾的资源化利用，需要采取一系列措施。一是加强垃圾分类工作。垃圾分类是资源化利用的前提和基础，只有将不同种类的垃圾进行有效分离，才能更好地进行资源提取和回收。二是推广先进的垃圾处理技术。包括物理分选、化学处理、生物转化等技术手段，以提高垃圾资源化利用的效率和质量。此外，还要加强政策引导和资金扶持，鼓励企业和社会力量参与垃圾资源化利用工作，形成多元化的投资和运营模式。

3）智能化管理

a. 物联网技术为垃圾处理设施的智能化管理提供了有力支持

通过在设施内部巧妙地安装传感器和监控设备，可以实时捕捉设施的运行状态、垃圾处理量、排放数据等一系列关键信息。这不仅提升了管理效率，更在很大程度上保障了垃圾处理过程的安全与稳定。

首先，物联网技术使得垃圾处理设施的监控变得更为精准和实时。传感器能够实时监测设施内部的温度、湿度、气体浓度等关键参数，一旦发现异常情况，可以迅速发出警报，通知管理人员及时采取措施。这种实时监控的方式大大减少了因人为疏忽或延迟而导致的潜在风险。

其次，物联网技术还使得垃圾处理量的统计和分析变得更加便捷。通过传感器收集的数据，我们可以准确地知道每天、每小时甚至每分钟垃圾处理量的情况，这对于预测垃圾产生趋势、制定合理的处理计划具有重要意义。同时，这些数据还可以用于评估设施的处理能力，为未来的扩建或改造提供依据。

此外，物联网技术还有助于对排放数据进行有效监控和管理。垃圾处理过程中可能会产生一些有害气体或液体，通过物联网技术，我们可以实时监测这些污染物的排放情况，确保其符合相关环保标准。一旦出现超标排放，系统可以自动调整处理参数或发出警报，防止对环境造成不良影响。

最后，物联网平台为数据的集中管理和分析提供了有力支持。管理人员可以通过平台对设施运行数据进行实时查看、历史数据查询以及数据分析等操作，从而更加全面地了解设施的运行状况。这有助于发现潜在问题、优化设施运行策略，提升整体管理水平和效率。

b. 大数据技术为垃圾处理设施的智能化管理提供了强大的数据支撑

首先，大数据技术使得垃圾处理设施的数据收集变得更加全面和细致。无论是设施内部的运行参数，还是垃圾处理量、排放数据等，都可以被精确地记录下来，形成庞大的数据集。这些数据不仅包括实时的运行数据，还可以包括历史数据、对比数据等，为后续的分析提供了丰富的素材。

其次，大数据技术的强大分析能力使得垃圾处理设施的数据处理变得更加高效和准确。通过对这些数据进行深度挖掘和分析，可以发现设施运行的内在规律和趋势，预测可能出现的问题，为设施的优化提供有力支持。例如，相关人员可以利用大数据技术分析不同时间段垃圾处理量的变化情况，从而合理安排工作时间和人员配置；还可以分析不同处理工艺对排放数据的影响，从而选择更加环保和高效的处理方式。

此外，大数据技术还可以帮助工作人员评估垃圾处理设施的处理效果。通过对处理前后的垃圾成分、污染物排放等指标进行对比分析，相关人员可以客观地评价设施的处理效果，为后续的改进提供依据。同时，我们还可以利用大数据技术对不同设施的处理效果进行横向对比，找出优秀案例和不足之处，推动整个行业的进步。

最后，基于大数据技术的分析结果，相关人员可以制定更加科学合理的运行策略和管理措施。例如，根据设施的运行规律和垃圾处理量的预测结果，可以制定合理的工作计划和调度方案；根据处理效果的评估结果，可以调整处理工艺或加强设施维护；根据问题的发现和分析结果，相关人员可以及时采取措施进行改进和优化。

c.智能化管理可以实现垃圾处理设施的远程监控和智能调度

远程监控使得管理人员不再需要亲自到现场查看设施的运行状态和处理情况。通过安装在设施内部的摄像头、传感器等设备，管理人员可以实时获取设施内部的视频和数据信息，随时了解设施的运行状态、处理量、排放情况等关键指标。这不仅减少了管理人员的工作量，还提高了监控的实时性和准确性。一旦发现异常情况，管理人员可以迅速作出反应，通过远程控制系统调整设施的运行参数或发出警报，及时解决问题，防止事态扩大。

智能调度则是根据垃圾处理量、运输距离、车辆状态等多种因素，自动优化垃圾运输路线和调度方案。通过算法分析和计算，智能调度系统可以找出最合理的运输路线和车辆分配方案，降低运输成本，提高处理效率。同时，智能调度还可以考虑交通状况、天气等实时因素，对调度方案进行动态调整，确保垃圾处理过程的高效运行。

通过远程监控和智能调度的结合，垃圾处理设施的管理变得更加智能和高效。管理人员可以更加便捷地获取设施运行信息，及时作出决策和调整。同时，智能调度系统可以根据实际情况自动优化运输方案，降低运营成本，提高处理效率。这种智能化的管理方式不仅提升了垃圾处理设施的运行水平，也为城市的环境保护和可持续发展作出了积极贡献。

（3）强化监管与监测

1）法规与标准制定

建立健全垃圾处理相关的法规和标准体系，是确保垃圾处理设施监管和监测工作有法可依、有章可循的重要保障。这一体系不仅为相关部门的监管提供了明确的法律依据，也为垃圾处理行业的规范发展提供了有力支撑。

a.法规的制定能够明确垃圾处理设施的规划、建设、运营和管理等各个环节的责任主体和具体要求

通过立法手段，不仅能够规范各个环节的具体操作和要求，还能确保设施的安全、高效和环保运行，从而保障公众利益和环境质量。

首先，法规明确了垃圾处理设施的规划要求。在规划阶段，法规规定了设施选址、布局、规模等关键要素的标准和原则，确保设施的建设与城市规划相协调，同时考虑到环境影响、交通条件等多方面因素。这有助于避免设施建设的盲目性和无序性，保障设施的长远发展。

其次，法规对垃圾处理设施的建设标准进行了严格规定。这包括设施建设的技术标准、材料选择、施工质量等方面的要求，确保设施在投入使用前达到安全、可靠、高效的标准。此外，法规还要求设施建设过程中必须遵守相关环保法规，减少对环境的影响。

在运营阶段，法规规定了垃圾处理设施的运营规范。这包括设施日常运行的管理要求、作业流程、排放标准等方面的规定，确保设施在运营过程中能够安全、高效地处理垃圾，同时达到环保要求。此外，法规还要求设施定期进行检测和维护，确保其正常运行和延长使用寿命。

最后，法规对违法行为进行了明确的界定和处罚。对于违反法规规定的行为，如未经批准擅自建设设施、超标排放污染物等，法规规定了相应的处罚措施，如罚款、停业整顿等。这为监管部门提供了有力的执法依据，有助于维护垃圾处理行业的秩序和公平竞争。

b.标准的制定能够为垃圾处理设施的监管和监测提供统一的技术要求和评价依据

首先，通过制定垃圾处理设施的设计标准，可以确保设施在规划阶段就符合国家和地方的相关规定。这些标准涵盖了设施的选址、布局、处理能力、设备选型等多个方面，为设施的建设提供了明确的指导。遵循这些标准，可以大大降低设施建设过程中可能出现的风险和问题，确保设施在投入使用前就已经达到了预期的性能和环保要求。

其次，排放标准的制定对于垃圾处理设施的运营至关重要。排放标准明确了设施在处理垃圾过程中应达到的排放要求，包括废气、废水、噪声等方面的限制。这些标准的制定，有助于规范设施的运营行为，防止超标排放对环境造成不良影响。同时，排放标准还可以作为监管部门对设施进行监测和执法的依据，确保设施始终运行在合规的轨道上。

此外，监测方法的标准化也是确保垃圾处理设施监管有效性的关键环节。通过制定统一的监测方法，我们可以确保对设施运行状态的监测数据具有可比性和准确性。这有助于监管部门及时发现设施运行中存在的问题和隐患，并采取相应的措施进行处理。同时，标准化的监测方法还可以为设施的运行管理提供有力的数据支持，帮助管理人员更好地了解设施的运行状况，优化运行策略。

最后，标准的制定还可以推动垃圾处理技术的创新和发展。通过不断修订和完善标准，我们可以引导行业关注新的技术和方法，推动技术进步和产业升级。同时，标准的统一和规范化还可以降低企业在技术创新和市场推广中的成本和风险，促进整个行业的健康发展。

c.建立健全法规和标准体系需要注重与国际接轨

首先，借鉴国际先进的垃圾处理经验和做法，可以为相关部门提供宝贵的参考和启示。国际上有许多国家在垃圾处理方面已经积累了丰富的经验和成熟的技术，他们在法规制定、标准设立、设施建设、运营管理等方面都有很多值得我们学习和借鉴的地方。通过吸收这些先进经验，我国可以少走弯路，更快地提升我国垃圾处理行业的整体水平。

其次，结合我国的实际情况，制定符合国际标准的法规和标准，有助于推动我国垃圾处理行业的规范化、标准化和国际化。这不仅可以提高我国垃圾处理设施的建设和运营水平，还可以提升我国在国际垃圾处理领域的地位和影响力。同时，符合国际标准的法规和标准还可以为我国垃圾处理企业走出国门、参与国际竞争提供有力支持。

此外，注重与国际接轨还有助于推动我国垃圾处理技术的创新和发展。通过与国际先进技术的交流和合作，可以引进和吸收新技术、新工艺和新设备，推动我国垃圾处理技术不断进步和升级。这不仅可以提高我国垃圾处理的效率和水平，还可以为我国垃圾处理行业的可持续发展注入新的动力。

d.法规和标准体系的建立不是一蹴而就的，需要随着垃圾处理行业的发展和技术的进步不断完善和更新

首先，相关部门应定期对现有的法规和标准进行审视和评估。通过收集

和分析行业发展的最新动态、技术进步的实际应用情况以及反馈意见等信息，发现现有法规和标准中存在的问题和不足，进而确定修订和更新的方向和重点。这有助于确保法规和标准始终与行业发展和技术进步保持同步。

其次，在修订和更新法规和标准的过程中，应注重科学性和实用性。要充分考虑行业发展的实际情况和需求，结合国际先进经验和做法，制定符合我国国情的法规和标准。同时，还要注重法规与标准的可操作性和可执行性，确保它们能够在实际工作中得到有效实施。

最后，还需要建立健全法规和标准体系的监督和评估机制。通过定期对法规和标准的执行情况进行检查和评估，发现存在的问题和不足，及时采取措施进行改进和完善。这有助于确保法规和标准体系的有效性和权威性，为垃圾处理行业的健康发展提供有力保障。

2）定期巡查与评估

定期巡查与评估是确保垃圾处理设施正常运行和合规操作的关键环节。通过实施这一措施，可以及时发现并解决潜在问题，保障设施的安全、高效和环保运行。

a.定期巡查是确保设施正常运行的重要手段

专业的巡查团队是执行这一任务的核心力量，他们不仅需要对垃圾处理设施有深入的了解，还要具备丰富的实践经验和敏锐的观察能力。

在巡查过程中，团队成员需要对设施内的每一个细节进行仔细的检查。他们首先要关注设备的运行情况，包括设备的运行状态、噪声、振动等，从而判断设备是否存在故障或潜在的安全隐患。同时，他们还需要检查废气废水的排放情况，确保排放符合相关标准，防止对环境造成不良影响。

此外，垃圾的储存和运输情况也是巡查的重点。团队成员需要检查垃圾储存区的清洁度、垃圾的分类和堆放情况，以及运输车辆的运行状态和载重情况等。通过这些检查，可以及时发现垃圾处理过程中存在的问题和不足，为后续的改进提供依据。

一旦发现问题，巡查团队需要迅速作出反应。他们可以根据问题的性质和严重程度，采取相应的措施进行修复和改进。对于简单的设备故障，他们可以进行现场维修；对于复杂的问题，则需要及时上报并协调相关部门进行处理。同时，他们还需要记录巡查过程中发现的问题和处理情况，为后续的管理和决策提供数据支持。

b.评估工作是对设施运行效果的综合评价

在评估工作中，运行效率是一个核心指标。它反映了设施在处理垃圾过程中的能效和经济效益。通过对设施处理速度、能源消耗等数据的收集和分析，相关人员可以评估设施是否高效运转，是否存在能源浪费或处理速度过慢等问题。这有助于找出运行效率低下的原因，进而提出改进措施，提升设施的整体运行效率。

处理效果是评估工作的另一个重要方面。它关注的是设施对垃圾处理的质量和效果。通过对处理前后垃圾成分、减量率、资源化利用率等数据的对比和分析，我们可以评估设施是否达到了预期的处理效果，是否有效减少了垃圾对环境的影响。这有助于我们发现处理过程中的问题和短板，为后续的工艺改进和技术升级提供方向。

此外，环境影响也是评估工作不可忽视的一部分。垃圾处理设施在运行过程中不可避免地会对环境产生一定影响，如废气排放、噪声污染等。通过对这些环境指标的监测和评估，人们可以了解设施对环境的具体影响程度，判断其是否符合环保标准和要求。这有助于我们及时发现和解决环境问题，确保设施在环保方面达到最佳状态。

在定期巡查与评估的过程中，还需要注重数据的收集和分析。通过收集设施运行过程中的各项数据，可以更加准确地了解设施的运行状态和处理效果，为后续的决策和改进提供依据。

c.定期巡查与评估需要与相关部门和单位进行沟通和协作

首先，通过与其他部门分享巡查和评估结果，可以实现信息的共享和互通有无。比如，环保部门可以了解设施在废气、废水排放方面的实际状况，从而提出更具体的环保要求和建议；城管部门则可以了解设施在垃圾收集、运输等方面的运行效率，为优化城市垃圾管理体系提供依据。这种信息的共享有助于各部门形成合力，共同推动垃圾处理设施的改进。

其次，与相关单位和专家进行沟通和协作，可以获得更专业的指导和建议。他们可能拥有更丰富的经验和更深入的技术知识，能够为我们提供宝贵的意见和建议。通过与他们交流，我们可以发现设施在运行过程中存在的潜在问题和风险，提前采取措施进行预防和解决。

（二）环卫设施与装备设计

环卫设施与装备是城乡环卫一体化的重要基石，它们不仅影响着环卫工作的效率和质量，还直接关系到城市环境的整体形象。

1. 环卫设施设计

（1）实用性与美观性并重

1）实用性。环卫设施的实用性是其最基本也是最重要的属性。无论设计多么精美，如果不能满足实际的使用需求，那么这样的设计就失去了意义。因此，在设计环卫设施时，我们必须始终关注其实用性。

首先，环卫设施的功能要全面。例如，公共厕所应该提供足够的厕位，确保市民在需要时能够及时使用。同时，清洁设备如垃圾桶和清扫车等，应设计得足够大以容纳大量的垃圾，减少清洁工作的频率。此外，环卫设施的位置也需要精心选择，以确保其能够覆盖到尽可能多的市民，方便他们使用。

其次，环卫设施的操作要简便。例如，公共厕所的设计应该考虑到各种人群的使用需求，包括老人、儿童、残障人士等。因此，门把手、水龙头、蹲位等设施的高度和位置都需要进行精心的设计，以确保各类人群都能够方便地使用。同时，环卫设施的清洁和维护也需要简单易行，以降低管理成本。

最后，环卫设施的安全性也是实用性的重要方面。设施的设计应考虑到使用的安全性，防止意外事故的发生。例如，公共厕所的地面应该防滑，避免市民在使用时滑倒。同时，环卫设施的材料也需要选择耐用、防火、防腐等性能优良的材料，以确保其在使用过程中的安全性。

2）美观性。美观的环卫设施对于城市形象的提升和市民情感的培养具有不可忽视的作用。一个精心设计的环卫设施，不仅能够满足市民的基本需求，更能够成为城市文化的一部分，彰显城市的独特魅力。

在设计环卫设施时，首先要考虑的是其与周边环境的协调性。这要求设计师深入了解城市的文化底蕴和建筑风格，使环卫设施在色彩、材质、造型等方面与周边环境相融合。例如，在历史文化名城，公共厕所的设计可以采用传统的建筑风格，运用古典的元素和色彩，使其与周围的古建筑相得益彰。而在现代都市中，则可以采用简约、时尚的设计风格，使环卫设施与城市的现代化形象相协调。除了与环境的协调性，环卫设施的美观性也是设计过程中需要重点考虑的因素。设计师可以通过运用各种设计元素和手法来提升设施的美观性。例如，在环卫设施周边种植观赏植物，不仅可以美化环境，还能吸收空气中的污染物，减少噪声，为市民创造更加宜居的生活环境。同时，绿化植物还能为城市带来一份自然的气息，让市民在忙碌的城市生活中感受到大自然的魅力。再如，通过添加装饰元素，如雕塑、壁画等，可以进一步提升环卫设施的艺术感和文化内涵。这些装饰元素可以设计成与设施主题相关的形式，如反映环保主题的雕塑、展示城市历史文化的壁画等，使环卫设施不仅具备实用功能，还能成为城市文化的展示窗口。同时，这些装饰元素也能吸引市民的注意力，激发市民对城市文化的兴趣和热爱。

（2）人性化设计

人性化设计强调在设施的功能性之外，更加注重人的需求和感受，以提升使用的舒适度和便捷性。在环卫设施的设计过程中，需要从多个维度出发，充分考虑到各类使用人群的特殊需求和感受。

1）在垃圾中转站的设计中，除了满足基本的垃圾转运功能外，还应关注环卫工人的工作环境和舒适度

环卫工人的户外工作环境常常面临着各种自然条件的挑战，如强烈的阳光和突如其来的雨水。因此，在垃圾中转站等环卫设施的设计中，充分考虑到工人的实际需求，为他们提供舒适的工作环境是至关重要的。在遮阳设施方面，除了常见的遮阳棚和遮阳网，还可以考虑使用更加环保和节能的遮阳材料。这些材料不仅可以有效地阻挡阳光，减少工人的日晒程度，还能够调节站内的温度，提高工作环境的舒适度。同时，遮阳设施的设计也应该注重美观性和实用性，既要与垃圾中转站的整体风格相协调，又要方便工人的使

用和维护。挡雨设施同样不可或缺。在雨天，垃圾中转站往往成为工人作业的重要场所。为了避免雨水对工人作业的影响，可以设置挡雨棚或雨帘等设施，确保工人在作业时能够保持干燥和舒适。此外，挡雨设施还可以防止雨水渗入垃圾中，减少污水和异味的产生，有助于维护站内的卫生环境。

除了遮阳和挡雨设施外，还可以考虑在垃圾中转站设置一些休息区域，为工人提供短暂的休息和避暑避雨的地方。这些休息区域可以配备一些基本的设施，如座椅、饮水机等，以满足工人的基本需求。

2）公共厕所的设计需要充分体现人性化理念

母婴室的设计是公共厕所人性化设计的重要体现之一。在公共厕所中设置母婴室，能够方便携带婴儿的家长使用公共厕所，为他们提供一个私密、安全的空间。母婴室内可以配备舒适的座椅、婴儿护理台以及必要的卫生设施，让家长在照顾婴儿的同时也能保持环境的整洁和卫生。此外，母婴室的设置还能够提升公共厕所的整体形象和服务水平，展现城市对母婴群体的关怀和尊重。

无障碍设施的设置也是公共厕所人性化设计的重要方面。残障人士作为社会的特殊群体，他们的出行和使用公共设施的需求应该得到充分的关注和满足。在公共厕所中设置坡道、扶手、残疾人专用厕位等无障碍设施，确保残障人士能够方便地使用公共厕所，提高他们的生活质量和社会参与度。同时，这些无障碍设施的设计也需要考虑到美观和实用性，与公共厕所的整体风格相协调，提升整体的使用体验。

除了母婴室和无障碍设施外，公共厕所的人性化设计还可以体现在其他方面。例如，可以设置儿童专用的洗手台和马桶，方便儿童使用；在厕所内部增加通风设施和除臭设备，提高空气质量；提供充足的卫生纸、洗手液等卫生用品，满足市民的基本需求。这些细致入微的设计都能够提升公共厕所的使用体验，让市民在使用过程中感受到更多的关怀和温暖。

3）人性化设计体现在对使用者心理需求的关注上

在色彩选择上，人性化设计强调使用柔和、自然的色调。这种色彩设计并非随意而为，而是经过深入研究和实践得出的结论。柔和的色彩能够缓解人们的紧张情绪，使人感到放松和舒适；自然的色调则能够拉近人与自然的距离，增强人们的环境归属感。对于环卫设施来说，采用这样的色彩设计，不仅能够提升设施本身的美观度，还能在使用过程中给使用者带来愉悦的心理体验。

在空间布局上，人性化设计同样注重通风和采光。良好的通风能够保持空气的新鲜和流通，减少病菌的滋生和传播；充足的采光则能够带来明亮、开阔的视觉感受。对于环卫设施来说，合理的空间布局和通风采光设计，能够营造一个舒适、宜人的使用环境，让使用者在使用过程中感到愉悦和满足。

（3）环保理念融入

环保理念融入环卫设施的设计中，不仅是对环境负责的表现，更是推动可持续发展的必要举措。通过采用环保材料和节能技术，环卫设施可以在满足使用需求的同时，最大程度地减少对环境的影响。

1）在材料的选择上，应优先选用可再生、可循环的环保材料

可再生、可循环的环保材料具有诸多优势。首先，它们的生产过程对环境的负担较小。相比于传统材料，这些环保材料在生产过程中消耗的能源更少，产生的废弃物也更少，从而有效降低了碳排放。其次，这些材料在使用过程中不会释放有害物质，对环境和人体健康都非常友好。这意味着在公共设施的建设和使用过程中，人们可以更加安心、健康地生活和工作。以公共厕所为例，其屋顶采用太阳能板材料便是一种非常环保且实用的选择。太阳能板材料能够利用太阳能进行发电，为公共厕所提供清洁能源，减少对传统能源的依赖。同时，太阳能板材料还具有较长的使用寿命和较低的维护成本，进一步提高了其经济效益和环境效益。除了太阳能板材料外，还有许多其他可再生、可循环的环保材料可以应用于公共设施的建设中。例如，竹材、木材等天然材料具有可再生性，且在使用过程中不会释放有害物质；一些新型复合材料也具有良好的环保性和实用性，能够满足不同公共设施的需求。

2）二是节能技术的应用是环保理念融入环卫设施设计的重要体现

太阳能灯具的使用是节能技术在环卫设施设计中的典型应用。这些灯具

通过收集太阳能并将其转化为电能，为夜间照明提供动力，无须外接电源，从而实现了能源的自给自足。太阳能灯具不仅降低了对传统电力的依赖，还避免了因电力传输而产生的能源损耗和碳排放，显著降低了能源消耗和环境污染。

除了太阳能灯具外，智能控制系统也是节能技术在环卫设施设计中的一大亮点。通过采用先进的传感器和算法，智能控制系统能够实时监测环境参数，如光照强度、人流量等，并根据实际需要自动调节灯具的亮度和开关时间。这种智能化的管理方式不仅能够满足照明需求，还能有效避免能源浪费，实现能源的高效利用。

此外，环卫设施设计中还可以采用其他多种节能技术。例如，使用节能型的电动机和水泵，可以降低设备运行过程中的能源消耗；采用高效隔热材料和节能型门窗，可以提高建筑物的保温性能，减少能源损失；在环卫车辆设计中，可以采用轻量化材料和节能型发动机，降低车辆的油耗和排放。

2. 环卫装备选择

（1）性能稳定可靠

性能稳定可靠是环卫装备选择的核心原则，它直接关系到环卫工作的效率和质量。在环卫工作中，无论是清扫街道、转运垃圾还是处理污水，都需要依赖环卫装备来完成。因此，选择性能稳定可靠的环卫装备至关重要。

1）性能稳定可靠的环卫装备能够确保环卫工作的连续性和高效性

这些装备不仅承载着城市清洁的重任，更是保障居民生活质量的重要工具。一旦环卫装备出现故障或性能不稳定，其影响远不止于工作暂停或效率降低，更可能引发一系列连锁反应，对城市环境和居民生活造成显著的不便。

首先，环卫装备的性能稳定性直接关系到城市环境的整洁程度。无论是清扫车、垃圾运输车还是其他环卫设备，一旦出现故障，就意味着城市中的垃圾和杂物无法及时得到清理。这不仅会导致垃圾堆积，影响城市形象，还可能引发卫生问题，对居民的健康构成威胁。

其次，环卫装备的稳定性也影响着环卫工作的效率。环卫工人需要依靠这些装备来完成大量的清洁工作。如果装备性能不稳定，经常出现故障，不仅会增加工人的工作负担，还可能导致工作进度受阻，无法按时完成清洁任务。这将对城市的环境卫生管理带来极大的挑战。

此外，环卫装备的稳定可靠还关系到居民的生活质量。一个干净、整洁的城市环境能够提升居民的幸福感和满意度。而环卫装备的故障可能导致城市环境恶化，影响居民的日常生活。例如，垃圾堆积可能导致异味扩散，影响居民的生活环境；清洁工作滞后可能导致道路尘土飞扬，影响居民的健康和出行体验。

因此，选择经过市场检验、性能稳定的环卫装备品牌和型号至关重要。这些装备经过长时间的市场验证，具有较高的可靠性和稳定性，能够最大程度地减少故障发生的可能性。同时，这些品牌通常也提供完善的售后服务和技术支持，能够在设备出现问题时及时提供解决方案，确保环卫工作的连续性和高效性。

2）性能稳定的环卫装备通常具有较长的使用寿命

首先，这些环卫装备在设计之初，就充分考虑到了实际工作中的各种需求和环境因素。设计师们会针对环卫工作的特点，对装备的结构、材料、动力系统等进行全面优化，确保装备能够在各种恶劣环境下稳定运行。同时，这些装备还配备了先进的控制系统和安全装置，能够实时监测工作状态，预防潜在的安全隐患。在制造过程中，环卫装备同样遵循着高标准、严要求的原则。制造商会采用优质的原材料和先进的生产工艺，确保每一个零部件都符合设计要求。此外，制造过程中还会进行多轮质量检测，确保装备在出厂前达到最佳性能状态。

正是得益于这样的设计和制造理念，性能稳定的环卫装备能够在长时间高强度的工作负荷下保持稳定的性能。它们不易出现磨损和损坏，能够长时间为城市环境卫生维护工作提供有力支持。相比之下，性能不稳定的环卫装备则显得捉襟见肘。这些装备往往在短时间内就会出现各种问题，需要频繁进行维修或更换部件。这不仅增加了维护成本，还影响了环卫工作的正常进行。有时候，由于装备故障，甚至可能导致环卫工作的暂时中断，给城市的环境卫生带来不良影响。因此，在选择环卫装备时，应该注重其性能稳定性。

只有那些经过精心设计和严格制造的装备，才能够在实际应用中发挥出最大的价值，为城市的环境卫生维护工作提供坚实保障。

3）性能稳定的环卫装备具有较低的故障率

首先，这些环卫装备在材料选择上十分讲究。它们采用的都是经过严格筛选的高品质材料，这些材料不仅具有出色的耐用性，还能够在各种恶劣环境下保持稳定的性能。这样一来，环卫装备就不容易因为材料老化或损坏而导致故障。

其次，这些环卫装备在生产工艺上也进行了严格的把控。制造商会采用先进的生产工艺和技术，确保每一个零部件都能够达到最佳的性能状态。同时，生产过程中还会进行多轮质量检测，以确保装备在出厂前没有任何潜在的问题。

此外，性能稳定的环卫装备还配备了先进的故障预警系统。这些系统能够实时监测装备的运行状态，一旦发现异常情况，就会立即发出警报，提醒操作人员及时进行处理。这样一来，即使装备出现了潜在的问题，也能够迅速发现并解决，避免故障的发生。

正是因为这些优势，性能稳定的环卫装备在实际应用中展现出了极低的故障率。环卫部门可以更加放心地依赖这些装备进行工作，无须担心因装备故障而导致的工作中断或安全事故。这不仅提高了环卫工作的效率和质量，还降低了维护成本和安全风险，为城市的环境卫生维护工作提供了有力的保障。

4）性能稳定的环卫装备能够降低维护成本和工作风险

一些性能不稳定的装备可能在维修过程中存在安全隐患，如电气故障、机械伤害等。而性能稳定的装备则具有更好的安全性能和操作便利性，降低了维修过程中的风险，保障了维护人员的安全。从经济效益的角度来看，选择性能稳定可靠的环卫装备也是一种明智的决策。虽然初期投入可能相对较高，但长期来看，这些装备能够减少维修次数和更换部件的频率，从而降低维护成本。同时，稳定的装备性能也能够保证环卫工作的连续性和高效性，提高工作效率，为城市环境卫生管理带来更多的经济效益。

（2）操作便捷安全

操作便捷安全直接关系到环卫工人的工作效率和人身安全。一件优秀的环卫装备，不仅应该具备高效的工作性能，更应该拥有简洁明了的操作界面和可靠的安全防护措施。

1）操作便捷性是环卫装备设计的重要考量因素

环卫工人作为这些装备的主要使用者，他们的操作体验和效率直接影响着整个环卫工作的进行。因此，在设计环卫装备时，必须充分考虑操作便捷性这一关键因素。

首先，环卫工人的操作习惯和熟练程度是设计过程中不可忽视的因素。不同的工人可能有不同的操作偏好和经验水平，这就要求装备的设计能够适应广泛的用户群体。简洁明了的操作界面是提升操作便捷性的关键。通过优化按键和开关的布局，使其符合人体工程学原理，可以降低误操作的可能性，提高工人的操作准确性。

其次，智能化辅助系统的应用可以进一步简化操作步骤，降低操作难度。例如，语音提示功能可以在工人进行复杂操作时提供实时的指导，帮助他们更好地掌握操作要领。自动导航功能则可以协助工人快速找到工作地点，减少不必要的搜寻时间。这些智能化功能的加入不仅提高了工人的工作效率，还降低了工作强度，使环卫工作更加轻松高效。

此外，环卫装备的操作便捷性还体现在装备的维护和管理方面。设计易于维护的装备结构，提供清晰的维护指南和便捷的维护工具，可以降低维护难度和成本，延长装备的使用寿命。同时，通过智能化的管理系统，可以实时监测装备的运行状态和维护需求，及时提醒工人进行维护操作，确保装备始终处于最佳工作状态。

2）安全性设计是环卫装备操作中不可忽视的一环

环卫工作由于其特殊性质，往往伴随着一些潜在的危险因素，因此，确保环卫装备的安全性是保障工人生命安全的关键。

首先，对于高空作业等具有高风险的操作，环卫装备应配备完善的安全防护措施。这包括但不限于安装坚固的防护栏，以防止工人意外坠落；设置紧急停机按钮，以便在紧急情况下能够迅速切断电源，防止设备继续运行造成伤害。这些措施能够有效降低高空作业等高风险操作中的安全隐患，为工人提供更为安全的工作环境。

其次，环卫装备在机械操作方面也应注重安全性设计。机械部件的布局应合理，避免工人在操作过程中受到夹伤、碰撞等伤害。同时，操作界面应设计得直观易懂，减少因误操作而引发的安全事故。此外，一些关键部件可以配备安全防护罩或防护板，以防止工人接触到可能造成伤害的运转部位。

除了物理安全防护措施外，环卫装备还应关注对工人身体健康的保护。对于可能产生有害气体或噪声的装备，应采用低噪声、低排放的设计，减少对工人身体的潜在危害。例如，采用静音技术降低设备运行时的噪声水平，使用环保材料减少有害气体的排放。这些措施不仅有助于改善工人的工作环境，还能提升他们的工作效率和幸福感。

（3）符合环保标准

随着全球环保意识的日益增强，环卫装备的选择已经不再是单纯追求效率和功能，而是更加注重其是否符合环保标准。这不仅是对环境保护的积极响应，也是推动环卫行业可持续发展的重要举措。

1）垃圾清运车作为环卫工作中的重要装备，其环保性能尤为关键

垃圾清运车作为环卫工作中的关键装备，其环保性能的优劣直接关系到城市环境的质量和居民的生活体验。因此，在选择垃圾清运车时，必须对其环保性能给予足够的重视。

密闭性好的垃圾收集箱是垃圾清运车环保性能的重要保障。这种设计不仅能够有效防止垃圾在运输过程中的散落，减少二次污染的可能性，还能有效防止异味扩散，维护周边环境的空气清新。通过采用高质量的密封材料和先进的制造工艺，垃圾收集箱能够确保在运输过程中垃圾始终处于封闭状态，从而实现对垃圾的有效控制。

此外，一些先进的垃圾清运车还配备了垃圾压缩系统。这一系统能够在运输前对垃圾进行压缩处理，减少垃圾的体积和重量，从而提高运输效率并

降低运输成本。同时，压缩处理还能有效减少垃圾中的空隙，防止垃圾在运输过程中因晃动而散落。

除臭系统也是现代垃圾清运车不可或缺的一部分。通过采用高效的除臭技术，如活性炭吸附、生物分解等，垃圾清运车能够在运输过程中有效去除垃圾产生的异味，保持车内空气清新。这不仅提升了垃圾清运车的工作环境，也减少了对周边居民生活的影响。

2）清扫车作为城市环卫的得力助手，其环保性能同样不容忽视

传统清扫车因其发动机噪声大、排放高的问题而饱受诟病。然而，随着环保技术的不断进步和创新，现代清扫车已经实现了低噪声、低排放的突破。新型清扫车采用了先进的发动机技术，通过优化燃烧过程、减少废气排放和降低噪声等方式，大幅提升了环保性能。这种改进不仅降低了噪声污染，为市民营造了更加宁静的居住环境，还减少了有害气体的排放，有效保护了大气环境。

除了清扫车本身，其他环卫装备也应符合环保标准。公共厕所作为城市基础设施的一部分，其设计和使用也应充分考虑环保因素。节水型洁具的采用，可以有效减少水资源的浪费，实现水资源的合理利用。太阳能供电系统的应用，则可以降低公共厕所的能耗，减少对传统能源的依赖，进一步推动环保事业的发展。

此外，环卫工人的工作服和工具也是环保的重要环节。选择环保材料制成的工作服，不仅舒适耐用，而且可以减少对环境的污染。同时，环保工具的使用，也可以减少废弃物的产生，降低环卫工作的环境影响。

3）符合环保标准的环卫装备体现在其废弃物的处理上

配备废弃物分类和回收系统的环卫装备能够在废弃物收集过程中实现自动分类。通过智能识别技术，这些装备能够准确区分可回收物和不可回收物，将各类废弃物分别收集、存放。这一过程不仅提高了废弃物处理的效率，还极大地减少了人工分类的成本和误差。

更为重要的是，废弃物分类和回收系统的应用显著提高了资源的回收利用率。通过将可回收物进行有效分离和回收，这些环卫装备实现了资源的最

大化利用，减少了对原生资源的开采需求。这不仅有助于缓解资源紧张的问题，还为城市的可持续发展提供了有力支持。

此外，废弃物的分类处理还有助于降低环境污染。通过将不可回收物进行无害化处理或合规处置，这些环卫装备减少了废弃物对环境的潜在危害。同时，通过减少垃圾填埋和焚烧的数量，这些装备还降低了温室气体和有害物质的排放，为提高环境质量作出了积极贡献。

（三）环卫作业流程设计

环卫作业流程作为城乡环卫一体化的核心环节，其设计和实施直接关系到环卫工作的整体效率和质量。

1. 科学性与合理性并重

（1）系统规划

一个高效的环卫系统不仅仅是各个环节的简单叠加，而是需要基于对整个环卫流程的全面分析，从垃圾产生、收集、转运到处理，形成一个连贯且系统性的作业流程。

1）系统规划强调对垃圾产生源头的深入了解

a. 深入了解城市不同区域的垃圾产生特点至关重要

商业区作为城市经济活动的主要场所，其垃圾产生特点显著。大量的包装废弃物、餐饮垃圾以及办公废纸是商业区垃圾的主要组成部分。这些垃圾不仅数量庞大，而且种类繁多，处理起来相对复杂。因此，针对商业区的垃圾管理，应重点考虑分类收集、高效转运以及资源化利用等方面的措施。

相比之下，住宅区的垃圾产生情况则呈现出不同的特点。生活垃圾是住宅区垃圾的主要来源，包括厨余垃圾、废纸、塑料瓶等。这些垃圾虽然数量相对稳定，但如果不进行妥善处理，同样会对环境造成污染。因此，住宅区的垃圾管理应注重源头分类、定期清理以及宣传教育等方面的工作，引导居民养成良好的垃圾投放习惯。

此外，工业区、学校、公园等区域也有其独特的垃圾产生特点。工业区由于生产过程中产生的废弃物较多，需要建立严格的废弃物管理制度，确保废弃物得到安全、环保的处理。学校作为教育场所，应注重培养学生的环保意识，通过垃圾分类教育等活动，推动学生积极参与垃圾管理。公园等公共场所则应注意保持环境整洁，加强日常清洁和垃圾收集工作。

通过对不同区域垃圾产生特点的深入了解，相关人员可以制定出更具针对性的垃圾收集和处理方案。例如，在商业区设置更多的分类垃圾桶，方便商家和顾客投放不同种类的垃圾；在住宅区开展垃圾分类宣传教育活动，提高居民的垃圾分类意识；在工业区建立专业的废弃物处理设施，确保废弃物的安全处理。这些措施的实施将有助于提高垃圾处理的效率，减少环境污染，促进城市的可持续发展。

b. 分析不同时间段内垃圾产生的规律同样重要

垃圾的产生往往受到季节、节假日、工作日与休息日等多种因素的影响，呈现出明显的周期性变化。例如，春节期间由于居民购物和聚餐活动的增加，垃圾产生量可能会显著上升。因此，相关人员需要根据这些规律，合理安排垃圾收集、转运和处理的时间，确保垃圾处理工作的顺利进行。

此外，对垃圾的成分和性质进行深入分析也是系统规划不可或缺的一环。通过了解垃圾中可回收物、有害物和其他物质的含量，可以为后续的垃圾分类、资源回收和无害化处理提供科学依据。例如，针对可回收物含量较高的垃圾，相关人员可以设置专门的回收设施，提高资源回收利用率；而对于有害物含量较高的垃圾，则需要采用更为严格的处理措施，防止对环境造成污染。

2）在垃圾收集环节，系统规划注重收集点的布局和收集方式的优化

首先，收集点的布局是垃圾收集工作的基础。合理布局收集点能够确保垃圾得到及时、有效的收集，避免垃圾堆积和环境污染。在布局收集点时，相关人员需要充分考虑人口分布、交通状况、垃圾产生量等多个因素。例如，在人口密集的区域，应适当增加收集点的数量，以满足居民的需求；在交通便捷的地方，可以设立大型垃圾中转站，便于垃圾的转运和处理。此外，收集点的位置还应便于环卫工人的操作和管理，确保收集工作的顺利进行。

其次，收集方式的优化是提升垃圾收集效率和质量的关键。不同的垃圾具有不同的性质和数量，因此需要采用不同的收集方式。例如，对于可回收物，

相关人员可以采用分类收集的方式，将不同种类的可回收物分开收集，便于后续的回收利用；对于厨余垃圾等易腐垃圾，可以采用定时收集的方式，避免垃圾长时间存放导致腐败和异味。此外，随着科技的发展，智能化收集方式也逐渐应用于垃圾收集工作中，如使用智能垃圾桶、无人机巡查等，进一步提高了收集效率和质量。

3）在垃圾转运环节，系统规划强调转运站点的合理布局和转运车辆的优化配置

首先，转运站点的合理布局对于整个垃圾转运体系至关重要。这些站点不仅是垃圾从收集点到处理点之间的中转站，更是确保转运过程高效、有序的关键节点。在布局转运站点时，需要充分考虑交通便利性和管理便捷性。具体来说，站点应选在交通主干线附近，便于转运车辆进出；同时，站点位置也应便于环卫工人的作业和管理，确保转运工作的高效进行。此外，转运站点还应根据垃圾产生量、转运距离等因素进行合理分布，避免站点过于集中或分散，以实现转运效率的最大化。

其次，转运车辆的优化配置也是系统规划的重要内容。转运车辆的选型和数量直接关系到转运工作的效率和成本。在选型方面，需要根据垃圾的性质、转运距离等因素选择适合的车型，如压缩式垃圾车、密闭式垃圾车等，确保垃圾在转运过程中的安全和卫生。在数量配置方面，则需要根据转运站点的垃圾产生量、转运频率等因素进行精确计算，确保转运车辆的数量既能满足转运需求，又不会造成资源浪费。此外，还应合理安排转运车辆的调度和作业时间，确保转运工作的连续性和稳定性。

4）在垃圾处理环节，系统规划注重处理技术的选择和处理设施的布局

首先，处理技术的选择是垃圾处理环节的核心。不同的垃圾成分和性质需要采用不同的处理技术。例如，对于有机垃圾，可以采用生物发酵技术将其转化为肥料或能源；对于可燃垃圾，则可以采用焚烧技术进行处理，实现能源的回收利用。在选择处理技术时，相关人员必须充分考虑垃圾的性质、处理效果、环保要求以及技术的可行性和经济性。通过科学选择处理技术，相关人员可以实现垃圾的资源化、减量化和无害化，推动垃圾处理的可持续

发展。

其次，处理设施的布局也是系统规划的关键环节。处理设施的布局应充分考虑其对周边环境的影响，避免对居民生活造成干扰或污染。同时，设施的运行成本和维护成本也是布局时需要考虑的重要因素。在布局处理设施时，相关人员应遵循科学、合理、经济的原则，结合城市规划和垃圾处理需求，选择适宜的地点和规模。此外，还应注重设施的互联互通和协同处理，实现垃圾处理设施的资源共享和优化配置。

（2）标准化作业

1）制定详细的作业标准和操作规范是标准化作业的基础

这些标准和规范不仅为环卫工人提供了明确的操作指南，也为整个环卫工作流程提供了统一的管理依据。

首先，作业标准和操作规范的制定应紧密结合环卫工作的实际需求和特点。这包括考虑到不同区域的垃圾产生量、垃圾成分、转运距离等因素，以及环卫装备的性能特点和作业人员的技能水平。通过深入分析这些因素，可以制定出更加贴合实际的作业标准，确保环卫工作的顺利进行。

其次，作业标准和操作规范应覆盖环卫工作的各个环节。在垃圾收集环节，应明确收集点的设置、收集频次、收集方式等具体要求；在转运环节，应规定转运车辆的选型、数量、转运路线等细节；在处理环节，应制定针对不同垃圾的处理技术、处理设施的运行管理等规范。这些标准和规范应形成一个完整的体系，确保环卫工作的每一个环节都有明确的操作指南。

此外，制定作业标准和操作规范还应注重实用性和可操作性。这些标准和规范应简洁明了、易于理解，方便环卫工人快速掌握并应用到实际工作中。同时，还应根据实际情况进行动态调整和优化，确保标准和规范始终与实际工作保持高度一致。

2）明确每个环节的作业步骤和要求是标准化作业的关键

首先，作业步骤的清晰明了是确保作业顺利进行的基础。每个作业环节都应有明确的步骤指导，包括作业前的准备、作业过程中的具体操作以及作业后的清理等。这些步骤应该简洁明了，便于作业人员快速理解并付诸实践。

对于一些复杂的作业过程，如特殊垃圾的处理或高风险作业，还应提供图解、视频等辅助说明材料，帮助作业人员更直观地了解并掌握作业技巧。

其次，作业要求的具体明确也是标准化作业不可或缺的一环。作业要求应包括作业时间、作业质量、安全注意事项等多个方面。作业时间应合理安排，确保作业进度与整体工作计划相协调；作业质量应设定明确的标准，如垃圾收集率、转运效率等，以便对作业效果进行量化评估；安全注意事项应针对作业过程中可能出现的风险进行详细说明，并制定相应的防范措施，确保作业人员的安全。

3）标准化作业还需要注重培训和监督

首先，培训是标准化作业得以实施的基础。通过系统的培训，作业人员能够全面了解作业标准和操作规范，掌握正确的作业方法。培训内容应涵盖作业步骤、作业要求、安全知识等多个方面，以确保作业人员能够全面理解并熟练应用。同时，培训方式也应多样化，如采用课堂讲解、现场演示、实操练习等方式，帮助作业人员更好地掌握知识和技能。

其次，监督是标准化作业得以持续有效实施的重要保障。通过监督，可以确保作业人员在实际工作中严格按照标准和规范进行操作，避免出现违规操作或疏漏。监督应贯穿于环卫工作的各个环节，包括定期巡查、随机抽查、视频监控等多种方式。监督人员应具备丰富的经验和专业知识，能够及时发现并纠正作业中的问题。同时，还应建立相应的奖惩机制，对表现优秀的作业人员进行表彰和奖励，对违规行为进行严肃处理，以强化标准化作业的执行力。

此外，培训和监督还应相互配合，形成闭环管理。通过培训提升作业人员的技能和素质，通过监督确保作业人员在实际工作中能够严格按照标准和规范进行操作。同时，还应定期对培训和监督的效果进行评估和反馈，及时发现问题并进行改进，以不断提升标准化作业的水平。

4）标准化作业的实施须与环卫工作的整体管理相结合

首先，标准化作业为环卫工作的整体管理提供了有力的支撑。通过制定详细的作业标准和操作规范，标准化作业为环卫工人提供了明确的操作指南，使他们在作业过程中能够遵循统一的标准，减少主观性和随意性。这不仅有助于确保环卫工作的质量和效果，还能提高作业效率，降低管理成本。

其次，环卫工作的整体管理需要充分考虑标准化作业的实施情况。在制定管理策略时，应充分考虑标准化作业的要求和特点，确保管理措施与作业标准相协调、相一致。例如，在人员配置上，应根据标准化作业的需求，合理配置环卫工人，确保他们有足够的时间和精力去完成规定的作业任务；在设备管理上，应定期对环卫装备进行维护和更新，确保它们能够满足标准化作业的要求。

此外，标准化作业与整体管理的结合还体现在数据分析和持续改进上。通过对环卫工作的数据进行收集和分析，可以了解标准化作业的实施情况，发现存在的问题和不足，并据此制定改进措施。这些改进措施可以进一步完善作业标准和操作规范，提升环卫工作的整体效率和质量。

最后，标准化作业与整体管理的结合有助于推动环卫工作的创新发展。在标准化作业的基础上，可以探索新的环卫技术和管理方法，提高环卫工作的科技含量和智能化水平。同时，通过与其他城市或地区的环卫工作进行交流和合作，可以借鉴他们先进的经验和技术，推动环卫工作的不断创新和发展。

（3）动态调整

1）季节变化对环卫作业的影响不容忽视

季节变化涉及多个方面的考量，包括气候特点、垃圾产生量、环卫工人的工作状态以及作业效率等。因此，需要根据季节的不同特性，灵活调整作业计划，以确保环卫工作的顺利进行和城市的整洁。

在春季，随着气温的逐渐升高，万物复苏，城市垃圾产生量也开始逐渐增加。此时，环卫部门应适时增加作业频次，加强对公共区域的清扫和垃圾收集，防止垃圾堆积和细菌滋生。同时，春季多风，易产生扬尘，环卫工人还应加强道路洒水等降尘措施，提高空气质量。

夏季是高温多雨的季节，对环卫工人来说是一个巨大的挑战。在高温天气下，环卫工人容易出现中暑、疲劳等问题，严重影响工作效率和身体健康。因此，环卫部门应合理安排作业时间，避免在高温时段进行高强度的作业。

同时，应提供足够的防暑降温物品和休息场所，确保环卫工人的身体健康。在雨季，环卫部门还需加强排水设施的维护，防止因积水造成的垃圾清理困难和环境污染。

秋季是收获的季节，城市垃圾产生量会有所增加，尤其是一些落叶和农业废弃物。环卫部门应加强对这些垃圾的收集和处理，防止对环境造成污染。同时，秋季也是干燥的季节，易引发火灾，环卫工人应加强巡查，及时发现并处理火源。

冬季气温低，环卫工人在作业过程中面临着严寒的挑战。环卫部门应提供足够的保暖衣物和保暖设施，确保环卫工人能够在温暖的环境中工作。此外，冬季还可能出现雨雪天气，环卫部门应加强除雪和防滑措施，确保道路畅通和环卫工人的安全。

2）天气因素是影响环卫作业的重要因素之一

在暴雨天气中，除了垃圾容易被雨水冲刷到路面或下水道外，积水现象也尤为突出。这不仅增加了清扫的难度，还可能对环卫工人的安全构成威胁。因此，在暴雨天气下，环卫部门除了加强清扫工作，还需特别关注排水设施的维护，确保雨水能够迅速、顺畅地排放，避免积水的产生。

在高温天气下，环卫工人面临着极大的挑战。高温环境不仅容易导致中暑、疲劳等问题，还会使垃圾更容易发酵、产生异味。因此，在高温天气中，环卫部门需要合理安排作业时间，避免在一天中最热的时段进行高强度的作业。同时，应提供充足的防暑降温物品，如饮用水、遮阳帽、防晒霜等，确保环卫工人的身体健康。

在雾霾、沙尘暴等恶劣天气条件下，环卫作业同样面临着巨大的挑战。这些天气不仅增加了清扫的难度，还会对市民的呼吸系统造成威胁。因此，在雾霾、沙尘暴天气中，环卫部门需要增加洒水、降尘等作业频次，以减少空气中的颗粒物含量，提高空气质量。同时，环卫工人也需要佩戴相应的防护用品，如口罩、护目镜等，保护自己的呼吸系统免受伤害。

此外，雪天也是环卫作业的一大考验。大雪过后，道路积雪严重，不仅影响市民出行，还可能导致交通事故。因此，在雪天中，环卫部门需要迅速组织除雪作业，确保道路畅通。同时，还需注意除雪过程中的安全问题，避免对市民和环卫工人造成伤害。

3）节假日也是环卫作业需要特别关注的时期

在这个特殊的时段，由于市民的出行量增加、商业活动频繁以及庆祝活动的举办，垃圾产生量往往会出现明显的上升。这不仅加大了环卫工作的负担，也对城市的整体形象和环境卫生提出了更高的要求。

为了确保节假日期间城市环境的整洁和有序，需要提前制订详细的节假日作业计划。这个计划应该充分考虑节假日期间的垃圾产生特点，合理调配作业人员和作业装备，确保环卫工作的顺利进行。

在人员配置上，需要根据节假日期间的垃圾产生量，适当增加环卫工人的数量。同时，还须对环卫工人进行节日期间的工作安排和调度，确保他们能够按时到岗，高效完成作业任务。

在作业装备上，也需要提前做好准备。例如，增加垃圾收集车的数量和频次，确保垃圾能够及时被清理和转运；加强清扫设备的维护和保养，确保其在节假日期间能够正常运行；准备足够的应急设备和物资，以应对可能出现的突发情况。

此外，还要加强与相关部门的沟通和协作，共同应对节假日期间的环卫工作挑战。例如，与商业区、景区等管理部门建立联动机制，共同制定垃圾清理和转运方案；与公安、消防等部门保持紧密联系，确保在紧急情况下能够迅速响应和处置。

在节假日期间，还要加强对环卫工人的关心和保障。由于节假日期间的工作强度和压力较大，有关部门需要为环卫工人提供足够的休息时间和福利保障，确保他们的身体健康和工作积极性。

2. 引入先进技术与理念

（1）智能化监控

1）物联网技术的应用为环卫作业智能监控系统提供了强大的支持

通过在环卫装备，如清扫车、垃圾运输车等设备上安装传感器和通信模块，可以实时收集作业过程中的各种关键数据。这些数据包括但不限于作业位置、作业状态、作业效率等，它们共同构成一个全面、细致的环卫作业数据网络。

这些传感器和通信模块如同环卫装备的"眼睛"和"嘴巴"，它们能够实时感知和记录环卫作业的每一个细节。比如，通过GPS传感器，可以准确追踪环卫车辆的位置，了解它们是否在规定的作业区域内工作；通过作业状态传感器，相关人员可以实时监测环卫车辆的工作状态，包括车速、发动机状态等，确保它们正常运行；而通过作业效率传感器，相关人员可以收集到环卫车辆清扫面积、垃圾收集量等数据，从而评估作业效果。

这些数据通过物联网技术实现的网络传输，被实时传送到监控中心。在监控中心，相关人员利用大数据分析和云计算等技术对这些数据进行处理和分析，形成一个全面、实时的环卫作业数据平台。这个平台不仅可以展示环卫作业的实时情况，还可以进行历史数据的查询和对比，为环卫工作的优化提供有力支持。

此外，基于物联网技术的环卫作业智能监控系统还可以实现远程监控和调度。监控中心的工作人员可以通过系统实时了解环卫作业的进展情况，并根据需要进行远程调度和调整。这不仅提高了环卫作业的效率和质量，还降低了管理成本，提升了环卫工作的整体水平。

2）大数据技术的应用使得对这些海量数据的处理和分析成为可能

随着物联网技术的广泛应用，环卫作业过程中产生的数据量呈爆炸式增长。这些数据包括作业位置、作业状态、作业效率等多种信息，它们共同构成了一个庞大的数据海洋。而大数据技术正是处理和分析这些海量数据的利器。

通过大数据技术的应用，可以对收集到的数据进行深度挖掘和分析。这包括对数据的清洗、整合、分类和建模等多个环节，旨在从海量数据中提取出有价值的信息。例如，相关人员可以利用大数据分析技术，对环卫作业的分布情况进行可视化展示，从而清晰地了解不同区域的作业量差异；相关人员还可以对作业效率的变化趋势进行分析，找出影响效率的关键因素，并据此制定改进措施。

此外，大数据技术还可以帮助相关人员实现异常情况的预警和预测。通过对历史数据的分析，可以建立预测模型，对可能出现的异常情况进行预测和预警。这有助于管理人员及时发现并处理潜在问题，确保环卫作业的顺利进行。

这些信息对于管理人员来说具有极高的价值。它们不仅可以帮助管理人员及时了解作业情况，发现存在的问题和不足，还可以为决策制定提供有力支持。例如，基于大数据分析的结果，管理人员可以调整作业计划，优化资源配置，提高作业效率和质量；还可以根据预警信息提前采取措施，防止异常情况的发生。

3）智能化监控系统具有预警功能

预警功能的实现，离不开对作业数据的实时监测和深入分析。智能化监控系统通过物联网技术收集到的作业数据，包括作业位置、作业状态、作业效率等，都会被系统实时处理和分析。一旦数据出现异常波动或超出预设范围，系统便能迅速识别并发出预警。

预警的形式多种多样，可以是声音报警、灯光闪烁，也可以是向管理人员的手机或电脑发送预警信息。这些预警信息详细描述了异常情况的类型、发生位置以及可能的影响范围，为管理人员提供了充足的信息和决策依据。

管理人员在接收到预警信息后，可以迅速采取措施，防止问题扩大化。例如，如果系统预警某处清扫车出现故障，管理人员可以立即调度附近的备用车辆前往支援，确保该区域的清扫工作不受影响。如果系统预警某区域垃圾堆积严重，管理人员可以及时增加垃圾收集和转运的频率，避免垃圾对环境和市民生活造成影响。

智能化监控系统的预警功能，不仅提高了环卫作业的管理水平，还降低了潜在的风险和损失。通过实时监测和预警，系统能够帮助管理人员及时发现并解决作业过程中的问题，从而确保环卫作业的顺利进行。同时，预警功能还能够提高环卫作业的安全性和稳定性，减少因突发情况导致的事故和损失。

（2）数据分析优化

1）数据的收集是数据分析优化的基础

数据的收集是数据分析优化的基石，对于环卫作业而言，其重要性不言而喻。全面、准确地收集环卫作业过程中的各类数据，不仅有助于了解作业现状，更能为优化作业流程、提升作业效率提供有力支持。

在环卫作业过程中，需要收集的数据种类繁多，包括但不限于作业时间、作业量、作业效率以及设备使用情况等。这些数据能够反映环卫作业的各个方面，是评估作业效果、发现问题和改进工作的重要依据。

通过智能监控系统实时获取数据，可以确保数据的及时性和准确性。智能监控系统能够实时监控环卫作业过程，自动记录并传输相关数据，避免了人工记录可能出现的误差和延误。同时，系统还可以对数据进行初步处理和分析，为后续的深入分析提供便利。

在收集数据的过程中，还需要注意数据的完整性和一致性。完整性指的是要确保收集到的数据能够全面反映环卫作业的真实情况，避免出现数据缺失或遗漏的情况。一致性则是指要确保不同来源、不同时间段的数据能够相互匹配和衔接，以便于后续的数据分析和比较。

此外，随着技术的不断发展，还可以探索更多先进的数据收集方法和技术。例如，利用物联网技术实现设备间的互联互通，通过传感器实时收集设备运行状态和作业数据；利用大数据分析技术对海量数据进行深度挖掘和分析，发现数据背后的规律和趋势等。

2）对收集到的数据进行深入分析是关键

通过运用统计学、数据挖掘等先进技术手段，能够深入剖析数据背后的规律和趋势，从而发现作业中隐藏的瓶颈和问题。

在深入分析的过程中，相关人员可以从多个维度对数据进行挖掘和比较。例如，通过分析作业效率的变化趋势，可以找出导致效率下降的关键因素，是设备老化、作业方法不当还是管理不到位？这些都可以通过数据的深度分析得出答案。同时，还可以比较不同作业区域的作业量差异，找出作业负荷不均的问题，为优化作业资源配置提供科学依据。

基于数据分析的结果，可以针对性地优化作业流程。针对作业效率较低的区域，相关人员可以增加作业人员的投入，加强作业监督和管理，确保作业质量；对于作业负荷不均的问题，可以重新划分作业区域，平衡作业量分布，提高作业效率。此外，相关人员还可以通过优化作业时间的安排，避免高峰时段作业拥堵现象的发生；改进作业方法和技术，提高作业的自动化和智能化水平，减少人力成本。

值得注意的是，数据分析的结果并非一成不变，它会随着作业环境的变化而发生变化。因此，相关人员须定期对数据进行更新和分析，及时发现问题并采取相应措施进行调整。同时，相关人员还要关注新技术和新方法的发展，不断将最新的技术手段应用于数据分析中，提高分析的准确性和有效性。

3）数据分析优化可以帮助相关人员预测未来的作业需求

首先，数据分析是现代化管理中不可或缺的一环。通过对历史数据的深入挖掘和分析，相关人员可以揭示出作业量变化的内在规律和趋势。这些规律不仅有助于人们理解过去的作业情况，更能为预测未来的作业需求提供有力支持。

其次，预测未来作业需求对于作业计划的制订至关重要。通过数据分析，可以预测出未来一段时间内的作业量变化趋势，从而为作业计划的制订提供科学依据。这样，相关人员就能提前了解到作业需求的峰值和低谷，从而合理安排作业资源和人力，避免资源的浪费和短缺。

再者，数据分析优化还有助于相关人员提高作业效率和质量。通过对历史数据的分析，可以找出作业过程中存在的问题和瓶颈，进而采取相应的措施进行优化和改进。这不仅可以提高作业效率，减少不必要的成本支出，还能提升作业质量，满足更高的服务要求。

此外，数据分析优化还能帮助相关人员更好地应对突发情况。在环卫作业中，突发情况时常发生，如天气突变、突发事件等。通过数据分析，相关人员可以提前预测到这些突发情况对作业需求的影响，从而制定相应的应急预案，确保环卫作业的顺利进行。

最后，数据分析优化是一个持续的过程。随着数据的不断积累和更新，相关人员需要不断地对分析模型进行优化和调整，以适应新的作业需求和变化。这样，相关人员才能确保数据分析的准确性和有效性，为环卫作业的持续改进提供有力支持。

（3）绿色作业理念

1）推广绿色作业方式，首先体现在选择和使用作业设备上

传统的环卫作业设备，尽管在功能上满足了基本的作业需求，但其高噪声、高排放等问题却给周边居民和环境带来了诸多不良影响。

首先，高噪声污染对周边居民的生活质量构成了威胁。传统的环卫设备在工作时，发出的噪声往往超过了人们的忍受范围，影响了居民的正常生活和休息。特别是夜间作业，更是容易引发居民的不满和投诉。而低噪声作业设备则通过优化发动机结构、采用消音技术等手段，有效降低了噪声水平，为居民创造了一个更加宁静的生活环境。

其次，高排放问题对环境质量产生了严重影响。传统环卫设备的排放物中包含大量的有害物质，如颗粒物、氮氧化物等，这些物质不仅加剧了空气污染，还可能导致酸雨、光化学烟雾等环境问题。而低排放作业设备则通过采用先进的排放控制技术，如催化转化、颗粒物捕集等，显著减少了污染物的排放量，对保护大气环境起到了积极作用。

此外，推广绿色作业设备还有助于提升环卫工作的形象和效率。采用先进的作业设备不仅可以展示环卫部门对环保工作的重视和投入，还可以提高作业效率和质量。例如，一些新型环卫设备配备了智能控制系统，可以实现自动化作业和精准管理，大大提高了作业效率，减少了人力成本。

2）绿色作业理念强调在环卫作业过程中注重资源节约和循环利用

在垃圾收集和处理方面，绿色作业理念强调分类收集的重要性。通过设立不同的垃圾收集容器，引导居民和单位正确投放各类垃圾，特别是可回收物的分类投放。这样，可回收物能够得到有效分离，为后续的资源化处理奠定基础。同时，加强宣传教育，提高公众对垃圾分类的认识和参与度，也是实现资源节约和循环利用的关键环节。

在垃圾资源化利用方面，环卫部门需要与专业机构合作，采用先进的处

理工艺和技术，将可回收物转化为再生资源。例如，废纸可以通过再生造纸工艺变成新的纸张；废塑料可以通过破碎、清洗、熔融等步骤制成新的塑料制品；废金属则可以通过冶炼、精炼等过程重新投入生产。这些再生资源的使用，不仅减少了原生资源的消耗，也降低了垃圾对环境的压力。

此外，加强与其他相关部门的合作也是推动垃圾分类和资源化利用工作深入开展的关键。例如，与市政部门合作，优化垃圾收运和处理设施的建设与布局；与环保部门合作，共同制定和执行垃圾分类和资源化利用的政策和标准；与科研机构合作，研发更加高效、环保的垃圾处理技术和设备。这种跨部门、跨领域的合作，有助于形成合力，推动绿色作业理念在环卫工作中的全面落地。

3. 加强人员培训与管理

（1）专业培训

首先，专业技能培训是环卫作业人员不可或缺的一部分。随着环卫技术的不断发展和更新，作业人员需要不断学习和掌握新的作业技能。通过专业培训，可以向作业人员传授最新的环卫知识、操作技巧和设备使用方法，帮助他们提升作业效率和作业质量。同时，培训还可以针对环卫作业中的常见问题和难点进行解答和指导，帮助作业人员更好地应对各种挑战和突发情况。

其次，安全培训同样重要。环卫作业往往涉及道路清扫、垃圾处理、设备操作等多个环节，存在一定的安全隐患。因此，加强安全培训，提高作业人员的安全意识至关重要。通过培训，相关人员可以向作业人员普及安全知识，教授正确的安全操作规程和应急处理方法，帮助他们树立安全第一的思想，增强自我保护能力。此外，还可以开展模拟演练和应急演练等活动，让作业人员在实践中学习和掌握安全技能，提高应对突发事件的能力。

此外，专业培训还可以促进环卫作业人员的职业发展和团队建设。通过培训，相关人员可以帮助作业人员提升自身素质和技能水平，为他们的职业发展打下坚实的基础。同时，培训还可以增强团队凝聚力和合作精神，提升整个环卫作业团队的工作效率和作业质量。

（2）服务意识培养

首先，服务意识教育应该成为环卫作业人员培训的重要内容。通过教育，使作业人员深刻认识到环卫工作的重要性和意义，明确自身作为服务者的角色和职责。同时，要引导作业人员树立以市民为中心的服务理念，关注市民的需求和感受，积极回应市民的关切和期待。

其次，服务意识的培养需要注重实践和应用。除了理论教育外，还可以通过案例分析、角色扮演等方式，让作业人员在模拟或真实的场景中体验和感受服务的过程，从而更加深入地理解和领悟服务的内涵和要求。此外，还可以开展服务技能竞赛、评选优秀服务人员等活动，激励作业人员不断提升服务水平，形成良好的服务氛围。

同时，加强与服务对象的沟通和互动也是培养服务意识的重要途径。环卫作业人员应该主动与市民建立良好的互动关系，积极听取市民的意见和建议，不断改进和优化服务方式。通过与市民的互动，作业人员可以更好地了解市民的需求和期望，进一步提升服务的针对性和实效性。

4. 注重系统性与整体性

（1）顶层设计

顶层设计是环卫信息化管理系统建设的关键环节，它须从宏观层面出发，对系统的整体结构、功能布局以及数据架构进行深入的规划和设计。这不仅有助于确保系统的清晰性和完备性，还能够为整个系统的开发和实施提供明确的指导和方向。

首先，在顶层设计过程中，需要明确环卫信息化管理系统的建设目标。这些目标应该紧密结合环卫工作的实际需求和发展趋势，包括提高作业效率、优化资源配置、提升服务质量、加强监管能力等方面。通过明确目标，相关人员可以确保系统的设计和实施能够紧密围绕这些核心需求展开，实现环卫工作的全面信息化和智能化。

其次，功能模块的设计是顶层设计中的重要内容。一是作业管理模块是环卫信息化管理系统的核心模块之一。它主要负责对环卫作业进行全面的管理和调度，包括作业计划的制订、作业任务的分配、作业进度的监控等。通过作业管理模块，管理人员可以实时掌握作业情况，及时发现问题并进行处理，确保环卫作业的高效进行。二是设备管理模块是保障环卫作业顺利进行的重要支撑。它主要负责对环卫设备进行全面管理和维护，包括设备的采购、入库、调配、维修等。通过设备管理模块，管理人员可以实时了解设备的运行状态和使用情况，预测未来的设备需求，及时进行设备的更新和升级，确保设备的正常运行和作业的高效进行。三是人员管理模块则是环卫信息化管理系统中的另一个重要模块。它主要负责对环卫人员进行全面的管理和培训，包括人员信息的录入、考勤管理、绩效评估等。通过人员管理模块，管理人员可以实时了解人员的工作状态和需求，为人员提供必要的培训和支持，提高人员的工作技能和素质，从而推动环卫工作的整体提升。四是数据分析模块是环卫信息化管理系统中不可或缺的一部分。它主要负责对环卫工作产生的数据进行收集、处理和分析，为管理人员提供决策支持和优化建议。通过数据分析模块，管理人员可以深入了解环卫工作的运行情况和问题所在，制定更加科学的决策和策略，提高环卫工作的质量和效率。

在功能模块的设计过程中，还须注意各模块之间的协作和配合。各模块之间应该保持紧密的联系和互动，实现数据的共享和业务的协同。同时，还要考虑系统的可扩展性和可维护性，为未来的系统升级和功能扩展留下足够的空间。

此外，数据架构的设计也是顶层设计不可忽视的一环。环卫信息化管理系统涉及大量的数据收集、存储、处理和分析工作，因此相关人员需要设计合理的数据结构和数据流程，确保数据的准确性、可靠性和安全性。这包括数据的采集方式、存储格式、处理算法以及数据权限等方面的设计。通过科学的数据架构设计，相关人员可以为系统的数据管理和分析提供有力的支撑。

最后，在顶层设计过程中，还要注重系统的可扩展性和可维护性。随着环卫工作的不断发展和变化，系统可能需要不断地进行升级和改造。因此，须设计灵活的系统架构和模块化的开发方式，以便能够添加新功能或修改现有功能。同时，相关人员还需要建立完善的系统维护机制，定期对系统进行检查和修复，确保系统的稳定运行和长期效益。

（2）资源整合

系统通过整合各类环卫相关的信息资源，能够有效提升数据的管理效率和利用价值，进而促进各部门之间的协同作业，推动环卫工作的整体优化。

具体而言，资源整合涉及多个方面。首先，系统须整合垃圾产生量、收集点分布等关键数据。这些数据是环卫作业的基础，通过实时采集、处理和分析，系统可以更加精准地掌握垃圾产生和分布的情况，为作业调度和资源分配提供有力支持。

其次，作业车辆轨迹等动态数据也是资源整合的重要内容。通过 GPS 定位、物联网等技术手段，系统可以实时追踪作业车辆的位置、速度和作业状态，为作业调度和监管提供实时数据支持。

在资源整合的基础上，系统还须实现数据共享和交换。各部门之间通过统一的数据接口和协议，可以方便地获取和交换所需的信息，打破信息孤岛，实现信息的互通和共享。这有助于加强部门之间的沟通和协作，提高整体工作效率。

此外，资源整合还有助于提升数据的利用价值。通过数据分析和挖掘，系统可以发现环卫工作中的瓶颈和问题，提出优化建议和改进措施。同时，数据还可以用于制定科学的管理决策和规划，推动环卫工作的可持续发展。

（3）标准统一

标准统一在系统的顺畅运行中起到了至关重要的作用。为了确保各个组件、模块或系统之间能够无缝对接，高效地交换数据和信息，制定统一的数据标准和接口规范显得尤为重要。

首先，统一的数据标准能够确保数据的准确性和一致性。当不同部门或系统采用相同的数据定义、格式和编码规则时，就可以避免因为数据解读差异而导致的错误和混淆。这不仅提高了数据处理的效率，也增强了数据的可信度，为决策提供了更为准确的依据。

其次，统一的接口规范有助于打破信息孤岛，实现信息的共享和流通。通过制定标准的接口协议和数据交换方式，不同的系统可以轻松地实现互联互通，从而消除了信息流通的障碍。这使得各部门之间能够更好地协同工作，提高了整体工作效率。

此外，统一的标准还有助于提高系统的兼容性和可扩展性。当新的系统或模块需要接入时，只须按照既定的标准和规范进行开发和配置，就可以轻松地与现有系统融合，无须进行大量的定制和修改工作。这不仅降低了系统开发和维护的成本，也为未来的扩展和升级提供了便利。

5. 强调实用性与易用性

（1）需求导向

在环卫信息化管理系统的设计中，深入了解环卫作业流程是至关重要的。这包括对环卫工人的日常作业内容、作业环境、作业工具等方面的全面调研和分析。通过深入了解这些实际需求，可以确保系统设计的针对性和实用性，避免设计出与实际需求脱节的功能模块。

同时，还须充分考虑一线作业人员的操作习惯和需求。这些作业人员是系统的直接使用者，他们的操作体验将直接影响系统的使用效果。因此，在系统设计过程中，相关人员须积极地与一线作业人员沟通交流，了解他们的操作习惯、偏好以及在使用过程中可能遇到的问题，从而设计出更符合他们需求的系统功能。

此外，系统设计还需要注重易用性和人性化。一个优秀的环卫信息化管理系统应该具备简洁明了的界面设计、易于理解的操作流程以及丰富的帮助文档和教程，以便一线作业人员能够快速上手并熟练掌握系统的使用方法。

（2）界面友好

一个界面友好的系统不仅能够降低用户的学习成本，还能提高工作效率，促进用户与系统之间的良性互动。

首先，系统界面应简洁明了，避免过多的冗余信息和复杂的操作流程。通过精简界面元素和提供直观的操作按钮，使用户能够一目了然地了解系统的主要功能和操作方法。这样的设计有助于减少用户的认知负担，使他们能够快速上手并熟练使用系统。

其次，操作便捷性也是界面友好的重要体现。系统应提供流畅的操作体验，确保用户在执行各项操作时能够得心应手。例如，通过合理的快捷键设置、拖拽功能以及智能提示等方式，简化用户的操作步骤，提高操作效率。此外，系统还应支持多种输入方式，以适应不同用户的使用习惯。

同时，友好的交互设计也是提升界面友好性的关键。系统应具备响应迅速、反馈及时的特点，使用户在操作过程中能够感受到系统的灵敏度和可靠性。此外，通过采用动画效果、渐变色彩等视觉元素，增强界面的动感和活力，提升用户的使用愉悦感。

最后，考虑到不同用户的需求和习惯，系统界面还应具备一定的可定制性。用户可以根据自己的喜好和工作需求，调整界面的布局、颜色、字体等参数，以获得更加个性化的使用体验。

（3）响应迅速

响应迅速是环卫信息化管理系统设计中的关键要素，特别是在应对环卫作业中的紧急情况和突发事件时。一个能够迅速响应的系统不仅有助于及时发现并处理问题，还能确保环卫作业的连续性和高效性。

首先，系统应具备实时监测的能力。通过集成各种传感器和监控设备，系统可以实时收集环卫作业现场的数据信息，包括垃圾量、作业进度、设备状态等。这些实时数据为系统提供了快速响应的基础，使得管理人员能够及时了解现场情况，做出相应的决策和调整。

其次，预警机制是系统快速响应的重要保障。通过对实时数据的分析和处理，系统能够预测潜在的紧急情况和突发事件，并提前发出预警信号。这种预警机制有助于管理人员提前做好准备，采取相应的预防措施，避免问题扩大化或造成更严重的后果。

此外，系统还应具备快速处理问题的能力。一旦发生紧急情况或突发事件，系统应能够迅速调动相关资源和人员，进行快速响应和处理。例如，系统可以自动调度附近的环卫车辆和人员前往现场进行清理作业，或者通过智能分析提供解决方案和建议。这种快速响应和处理的能力有助于减少损失，恢复环卫作业的正常进行。

同时，系统的响应速度也是至关重要的。系统应具备高效的数据处理能力和稳定的运行性能，确保在紧急情况下能够迅速响应并给出准确的反馈。通过优化系统架构、提升数据处理能力、加强网络安全等措施，可以进一步提高系统的响应速度和稳定性。

6. 引入先进的数据分析技术

（1）数据挖掘

数据挖掘能够对海量的环卫作业数据进行深入分析和挖掘，揭示出潜在的问题和优化空间，从而为决策者提供有力的支持。

首先，数据挖掘技术能够帮助相关人员发现环卫作业中的潜在问题。通过对历史数据的挖掘和分析，可以识别出作业过程中可能存在的瓶颈、故障点或效率低下的问题。这些问题可能是隐藏在大量数据中的细微差异，但数据挖掘技术能够准确捕捉并提取出这些有价值的信息。这些发现可以帮助工作人员及时采取措施，优化作业流程，提高作业效率。

其次，数据挖掘技术还能够揭示环卫作业中的优化空间。通过对数据的关联分析和趋势预测，可以发现不同作业环节之间的内在联系和相互影响，找到提升作业效率的关键因素。例如，通过对垃圾产生量、作业时间和作业区域等数据的关联分析，可以找出垃圾量变化规律，合理调整作业计划，避免人力和资源的浪费。此外，数据挖掘还可以预测未来的作业需求，让环卫部门提前做好准备，确保作业的顺利进行。

除了发现问题和优化空间，数据挖掘技术还能够为决策提供有力支持。通过对数据的深入挖掘和分析，相关人员可以得到更多关于环卫作业现状和发展趋势的洞察。这些洞察可以帮助决策者制定更加科学、合理的政策和措施，推动环卫作业的持续改进和发展。

在实际应用中，数据挖掘技术需要结合环卫作业的特点和需求进行定制化开发。需要根据具体的作业流程和数据类型，选择合适的数据挖掘算法和模型，以确保分析的准确性和有效性。同时，还要加强数据的质量和安全管理，确保数据的准确性和完整性，避免数据泄露和滥用等风险。

（2）可视化呈现

通过图表、地图等直观方式，将数据分析结果以易于理解的形式展现给用户。这种呈现方式不仅有助于用户更好地把握数据背后的含义，还能提升决策效率和准确性。

1）可视化呈现能够直观地展示数据的分布、趋势和关联关系

它通过图形化的方式将大量的数据和信息直观地展现给用户，使得用户能够更快速、更准确地理解数据的分布、趋势和关联关系。

首先，可视化呈现能够清晰地展示各项指标的数值大小。通过柱状图、条形图等形式，用户可以直观地看到不同指标之间的对比关系，比如不同区域或不同时间段的垃圾产生量、清扫效率等。这种直观的展现比较有助于用户快速识别出表现优秀或较差的区域或时间段，从而采取相应的措施进行优化。

其次，可视化呈现能够展示数据的变化情况。通过折线图、曲线图等形式，用户可以清晰地看到各项指标随时间或其他因素的变化趋势。这对于分析环卫工作的季节性特点、周期性变化以及发展趋势等非常有帮助。用户可以根据这些趋势预测未来的数据变化，为决策制定提供有力的支持。

此外，可视化呈现还能够揭示数据之间的关联关系。通过散点图、热力图等形式，用户可以直观地看到不同指标之间的相关性或相互影响。这种关联关系的展示有助于用户发现潜在的问题和优化空间，比如某些区域的垃圾产生量与清扫效率之间可能存在负相关关系，提示人们可能需要调整清扫策略或增加清扫频次。

最后，可视化呈现还能够帮助用户快速识别数据中的关键点。通过突出显示异常值、极值或关键转折点，用户可以迅速发现数据中的异常情况或重要变化点，从而及时采取相应的措施进行处理。这种快速识别关键点的能力对于环卫工作的应急响应和问题解决具有重要意义。

2）地图作为可视化呈现的重要手段，能够直观地展示环卫作业的地域分布和空间关系

首先，地图可以详细地展示作业区域的分布情况。不同的颜色、标记或符号可以代表不同的作业区域或作业状态，比如已完成的区域、正在进行中的区域以及待作业的区域等。这样，管理人员可以一目了然地掌握整个作业

区域的进度和状态。

其次，地图还可以精确地标注垃圾的分布情况。通过在地图上以不同的颜色、大小或形状来表示垃圾堆积的密度或种类，人们可以迅速识别出垃圾堆积严重的区域，从而及时进行清理。同时，这也有助于相关人员分析垃圾的来源和去向，为制定合理的垃圾处理策略提供依据。

再者，地图可以帮助相关人员规划作业路线。通过地图的导航功能，可以为环卫工人规划出最优的作业路线，减少不必要的绕行和重复劳动，提高作业效率。同时，也可以在地图上实时显示环卫车辆的位置和行驶轨迹，方便管理人员进行调度和监控。

此外，通过将历史数据与地图相结合，还可以分析环卫作业的趋势和模式。比如，哪些区域是垃圾产生的热点，哪些时间段是作业的高峰期等。这些数据可以为有关部门预测未来的作业需求提供参考，帮助其提前做好资源和人员的调配。

3）可视化呈现能够通过交互功能，提升用户的使用体验

首先，交互功能使得用户能够根据自己的需求，自由调整图表的显示方式和内容。通过点击、拖动或缩放等操作，用户可以轻松改变图表的视角、范围和焦点，从而更加精准地查看数据的细节和趋势。这种个性化的操作方式，使得每个用户都能够根据自己的习惯和喜好，定制出最适合自己的可视化界面。

其次，交互功能为用户提供了与数据直接互动的机会。用户可以通过鼠标悬停、点击或拖拽等方式，与图表中的各个元素进行交互，获取更多的信息或触发相应的操作。比如，在地图上，用户可以通过点击某个区域，查看该区域的作业进度、垃圾分布等详细信息；在柱状图中，用户可以通过拖拽某个柱子，比较不同指标之间的数值大小。这种实时的反馈和互动，使得用户能够更加直观地理解数据的含义和关联。

此外，交互功能还有助于用户发现数据中的隐藏规律和模式。通过对数据进行多角度、多层次的探索和分析，用户可以发现一些之前未曾注意到的信息或关联。这种深入的探索过程，不仅能够提升用户的数据分析能力，还

能为决策制定提供更为全面和准确的依据。

最重要的是，交互功能使得使用环卫信息化管理系统的过程变得更加有趣和吸引人。用户不再是被动的数据接收者，而是成为积极的参与者和探索者。这种参与感和探索乐趣，能够激发用户对数据的兴趣和热情，促进他们更加深入地了解和使用系统。

4）可视化呈现还有助于提升决策效率和准确性

可视化呈现能够降低信息解读的难度和成本。通过精心设计的图表和地图，复杂的数据分析结果得以以直观、易懂的方式呈现给用户。用户无须具备专业的数据分析技能，就能够快速理解数据的含义和关键信息。这有助于减少因信息解读不当或理解偏差而导致的决策失误，提高决策的准确性。

此外，可视化呈现还能够提供多种视角和维度的数据分析结果。通过调整图表类型、筛选条件或参数设置，用户可以根据不同的需求和关注点，获取到不同的数据分析结果。这使得用户能够更全面地了解数据的情况，发现潜在的问题和机会，从而做出更为全面和深入的决策。

最后，可视化呈现还能够实现实时数据的更新和展示。通过连接实时数据源，图表和地图能够实时反映数据的最新情况。这使得用户能够随时掌握最新的数据动态，及时调整和优化决策方案，确保决策与实际情况保持高度一致。

（3）智能决策支持

通过运用先进的算法和模型，系统能够智能地调整作业计划和资源配置，从而实现作业效率和管理水平的双重提升。

具体而言，智能决策支持功能在环卫作业中发挥着重要作用。首先，系统可以根据历史数据和实时数据，对垃圾产生量进行准确预测。通过分析垃圾产生的季节性、周期性以及地域性特点，系统能够提前预测出未来一段时间内的垃圾量变化趋势。这为环卫部门制订作业计划提供了重要依据，有助于避免人力和资源的浪费。

其次，基于垃圾产生量的预测结果，系统可以智能地调整作业计划。例如，在垃圾量高峰期，系统可以自动增加作业频次和作业车辆数量，确保垃圾得到及时清理；而在垃圾量低谷期，则可以适当减少作业频次和车辆数量，降低运营成本。此外，系统还可以根据作业区域的实际情况，优化作业路线和作业顺序，提高作业效率。

同时，智能决策支持功能还能够优化资源配置。系统可以根据作业需求和资源状况，智能调配环卫工人、作业车辆和作业设备等资源。通过合理的资源配置，不仅可以确保作业的顺利进行，还能够降低运营成本，提高资源利用效率。

二、城乡环卫一体化的实施方法

（一）政策支持与引导

政策支持在推动城乡环卫一体化中确实起着至关重要的作用。为了确保环卫工作的顺利进行，政府须从多个方面制定和实施相关政策，以提供全面的制度保障。

1. 政府应建立健全的环境卫生管理法规体系

（1）制定详细的环境卫生管理条例是建立法规体系的基础

条例应涵盖垃圾处理、污水处理、公共场所卫生等环卫工作的各个环节，明确各项工作的标准、要求和流程。通过制定具体的操作规范和技术标准，可以确保环卫工作的专业性和科学性，提高工作质量和效率。

（2）政府须加强执法力度，确保相关企业和个人遵守环境卫生管理法规

包括建立严格的监管机制，加强对环卫工作各环节的监督和检查，及时发现和纠正违规行为。同时，对于违反法规的企业和个人，应依法进行严厉处罚，以儆效尤。通过强化执法和处罚力度，可以形成有效的威慑力，促进环卫工作的规范化和法治化。

（3）政府应加强法规的宣传和普及工作

通过广泛宣传环境卫生管理法规的重要性和意义，提高公众对环卫工作的认识和参与度。同时，加强对环卫工作人员的培训和教育，提高他们的法律意识和专业素养，确保他们能够正确理解和执行法规要求。

（4）政府应不断完善和更新环境卫生管理法规体系

随着社会经济的发展和环卫工作的不断推进，可能会出现新的问题和挑战。因此，政府应及时修订和完善相关法规，以适应新的形势和需求。同时，积极借鉴国内外的先进经验和做法，推动环境卫生管理法规体系的不断创新和发展。

2. 政府应加强跨部门协作和区域合作

（1）建立跨部门协作机制有助于打破信息壁垒，促进信息共享

各部门在环卫工作中都掌握着一定的资源和信息，但长期以来由于沟通不畅、信息共享不足，导致资源利用效率低下。通过建立跨部门协作机制，可以加强各部门之间的沟通与协调，实现信息互通有无，从而更加精准地制定环卫策略，提高资源利用效率。

（2）跨部门协作有助于形成合力，共同推动环卫工作

环卫工作涉及多个方面，需要各部门齐心协力、密切配合。例如，在垃圾处理方面，需要环保部门提供技术支持和政策指导，市政部门负责垃圾收集、运输和处理设施的建设与管理，而交通运输部门则需要优化垃圾运输路线和方式。通过跨部门协作，可以充分发挥各部门的优势，形成工作合力，推动环卫工作的顺利开展。

（3）加强区域合作是提升环卫工作效率和资源利用效率的重要途径

城乡环卫工作具有紧密的联系且相互影响，需要实现城乡环卫一体化的协同发展。通过加强区域合作，可以共享环卫资源、技术和经验，推动城乡环卫工作的均衡发展。同时，区域合作还可以促进区域间的经济交流和合作，推动区域经济的共同发展。

为了加强跨部门协作和区域合作，政府可以采取以下措施：一是建立专门的协调机构或领导小组，负责统筹协调各部门的环卫工作；二是制定和完善相关政策和法规，为跨部门协作和区域合作提供制度保障；三是加强人员培训和交流，提高各部门和地区在环卫工作中的协作能力和水平；四是加大投入力度，为环卫工作提供必要的资金和技术支持。

（二）资金筹措与投入

资金无疑是城乡环卫一体化得以实现的关键因素。要实现这一目标，政府和社会资本的合作至关重要。政府不仅需要在财政上给予大力支持，还须通过一系列政策手段，引导社会资本积极参与城乡环卫事业，共同推动环卫事业的健康发展。

1. 政府应明确其在城乡环卫一体化中的主导地位，通过制定相关政策，为环卫事业的发展提供有力保障

政府可以设立专项资金，用于支持环卫设施的建设、设备的更新以及人员的培训等。

2. 政府应积极引导社会资本进入城乡环卫领域

社会资本具有灵活性和创新性，能够为环卫事业提供多元化的资金支持。政府可以通过发行环卫债券、设立环卫基金等方式，吸引更多的社会资本参与城乡环卫事业。这些债券和基金可以面向公众发行，也可以向企业、金融机构等特定投资者发行，从而扩大资金来源，为环卫事业提供稳定的资金支持。

3. 政府可以与企业合作，探索多元化的投融资模式

政府可以与环卫企业签订长期合作协议，共同承担环卫设施的建设和运营任务。政府可以通过提供土地使用权、税收优惠等政策支持，降低企业的投资成本，同时确保环卫服务的质量和效率。

（三）技术创新与推广

技术创新是提升环卫工作效率和质量的关键驱动力。通过不断地进行技术创新和研发，相关人员可以更好地解决环卫领域面临的各种挑战，推动城乡环卫事业的持续发展。

1. 加强环卫技术的研发和推广至关重要

相关部门应该注重垃圾分类技术的创新和应用，通过研发更高效的垃圾分类设备和方法，提高垃圾资源化利用率。这不仅有助于减少垃圾对环境的污染，还能促进资源的循环利用，实现可持续发展。同时，污水处理技术也是环卫领域需要重点突破的方向。通过研发和推广先进的污水处理技术，相关人员可以提高污水处理效率，降低污水排放对环境的影响，保护水资源和生态安全。

2. 推广智能环卫设备是技术创新的重要方向

智能环卫设备可以实现环卫工作的自动化和智能化，提高作业效率和质量。例如，智能清扫机器人可以自动进行清扫作业，减少人力成本；智能垃圾分类系统可以自动识别垃圾种类并进行分类处理，提高垃圾分类的准确性和效率。通过推广这些智能设备，相关人员可以降低环卫工人的劳动强度，提高工作效率，同时提升城乡环卫的整体水平。

3. 政府应该加强技术培训和推广，提高环卫工人的技能水平

技术创新不仅需要研发和推广新技术，还需要培养一支具备专业技能和创新能力的人才队伍。政府可以组织定期的技术培训活动，邀请专家学者进行授课，传授最新的环卫技术和知识。同时，还可以建立技术交流平台，鼓励环卫工人之间互相学习和交流经验，推动技术创新在城乡环卫事业中的广泛应用。

（四）社会参与与共建

社会参与不仅有助于增强公众的环保意识和参与度，还能促进环卫事业的可持续发展。为了有效引导社会各方参与城乡环卫事业，形成共建共治共享的良好局面，政府可以采取以下措施：

1. 深入开展环保宣传教育活动是提高公众环保意识的关键

政府可以通过举办环保讲座、制作宣传资料、利用媒体平台等多种方式，向公众普及环保知识，传播绿色生活理念。同时，还可以结合学校、社区等基层单位，开展环保主题实践活动，让公众亲身参与环保行动，增强环保责任感。

2. 鼓励企业参与环卫事业是推动环卫市场化、产业化发展的重要途径

政府可以通过制定优惠政策、提供技术支持等方式，吸引企业投资环卫领域，推动环卫服务的市场化运营。同时，还可以引导企业加强技术创新和研发，提高环卫服务的专业化和高效化水平。

3. 引导居民积极参与垃圾分类、环保志愿活动等是实现社会参与的重要方面

政府可以通过设立垃圾分类指导员、建立垃圾分类奖励机制等方式，引导居民正确分类投放垃圾，提高垃圾资源化利用率。同时，还可以组织环保志愿活动，动员广大居民参与环保行动，共同营造美丽宜居的城乡环境。

4. 加强与社会各方的沟通和协作是实现城乡环卫一体化的重要保障

政府应建立有效的沟通机制，及时听取社会各方的意见和建议，不断改进环卫工作。同时，还应加强与社会组织、企事业单位等的合作，形成合力，共同推动城乡环卫一体化事业的发展。

第三节　城乡环卫一体化的规划实施与评估

城乡环卫一体化的规划实施与评估是一个系统性且复杂的过程，涵盖了从规划到实践，再到效果反馈的多个环节。

一、城乡环卫一体化的规划实施

（一）战略规划与目标设定

随着城乡发展的日益融合，城乡环卫一体化的实施已成为当前和未来发展的必然趋势。为了有效推进这一进程，相关人员必须从宏观层面出发，进行周密的战略规划，以确保城乡环卫一体化的顺利实施和持续发展。

在战略规划的过程中，明确发展的总体目标、阶段性目标和具体指标是至关重要的。这些目标的设定必须基于城乡发展的实际情况、环境容量、人口分布等因素进行科学考量。相关人员不能简单地照搬照抄其他地区的经验，也不能脱离实际，盲目追求高指标。只有深入调研，充分了解城乡发展的实际情况，才能制定出既符合现实需求，又具有前瞻性和可操作性的目标。

总体目标应该是构建城乡环卫一体化的长效机制，实现城乡环卫的协同发展。这包括城乡环卫设施的共建共享、垃圾处理的无害化、资源化、减量化等方面。在此基础上，还应设定一系列阶段性目标，如近期目标、中期目标和远期目标。这些阶段性目标应该具有明确的时间节点和具体的量化指标，以便于相关人员进行监督和评估。

同时，具体指标的设定也是非常重要的。这些指标应该包括城乡环卫设施的数量、质量、运行效率等方面的内容。例如，可以设定城乡环卫设施覆盖率、垃圾处理率、资源化利用率等具体指标，以衡量城乡环卫一体化的实施效果。通过这些具体指标，可以及时发现问题，调整策略，确保城乡环卫一体化的顺利实施。

（二）设施建设与装备配置

在城市管理的众多环节中，环卫设施和装备的建设与配置无疑是至关重要的。这些设施不仅关乎城市的日常清洁与卫生，更是城市文明与形象的重要体现。因此，在其实施过程中，必须给予足够的重视和关注。

1.选址是环卫设施建设的首要任务

公共厕所、垃圾中转站等环卫设施的选址不仅关乎设施本身的运营效率，更直接关系到广大市民的生活质量。因此，在选址过程中，需要综合考虑多种因素，确保设施能够最大限度地发挥其作用。

（1）服务半径和人流密度是选址过程中需要重点考虑的因素

服务半径指的是设施能够覆盖的服务范围，而人流密度则反映了该区域内人口的聚集程度。通过合理设定服务半径，并结合人流密度的分布情况，可以确保环卫设施能够便捷地服务于广大市民。这不仅能够提高设施的使用率，还能减少市民因寻找设施而耗费的时间和精力。

（2）地质、气象等自然因素是选址过程中不可忽视的因素

地质条件直接关系到设施的稳定性和安全性，因此需要对选址区域的地质情况进行详细勘察。同时，气象条件也会对设施的运行产生一定影响，如暴雨、台风等极端天气可能会对设施造成损坏。因此，在选址时，须充分考

虑这些自然因素，选择地质条件稳定、气象条件适宜的区域进行建设。

（3）选址过程中需要考虑城市规划、交通状况以及周边环境等因素

城市规划决定了设施未来的发展方向和空间布局，因此，须在符合城市规划的前提下进行选址。交通状况则关系到设施的可达性和便利性，需要选择交通便利、易于通行的地点进行建设。周边环境则包括周边建筑、绿化等因素，需要确保设施与周边环境相协调，避免对周边环境造成不良影响。

2. 设计是环卫设施建设的关键环节

设计不仅仅是对建筑外观的构思，更是对设施功能、环保性能以及其与周边环境协调性的全面考量。在环卫设施建设中，设计扮演着至关重要的角色。

（1）设计的实用性是环卫设施建设的基础

公共厕所作为市民日常生活中不可或缺的设施，其设计应充分考虑通风、采光、除臭等因素。良好的通风设计能够有效减少异味，提高空气质量；合理的采光设计则能让使用者在舒适的环境中如厕。此外，厕所内部的空间布局、卫生设施的配置等也需精心设计，以满足市民的基本需求。

（2）设计的环保性是环卫设施建设的重要目标

在垃圾中转站的设计中，应注重垃圾分类、减量化、资源化等方面。通过合理的分类设计，可以实现不同种类垃圾的有效分离，为后续的资源化利用打下基础；减量化设计则可以通过优化垃圾处理流程，减少垃圾的产生量；资源化设计则可以将垃圾转化为有价值的资源，实现垃圾的循环利用。

（3）设计的美观性以及与周边环境的协调性是环卫设施建设不可忽视的方面

美观的设计能够提升设施的整体形象，增强市民的使用意愿；与周边环境的协调则能让设施更好地融入城市景观，避免突兀感。因此，在设计过程中，需要充分考虑设施与周边建筑、绿化等元素的相互关系，确保设施与环境的和谐统一。

3. 施工是环卫设施建设的核心环节

施工质量直接关系到设施未来的使用效果和安全性能。在施工过程中，必须严格遵守相关法律法规和工程技术标准，确保每一个细节都符合规范要

求，从而保障设施的施工质量和使用安全。

（1）严格遵守法律法规是施工的前提

在环卫设施建设过程中，涉及的法律法规众多，包括建筑法、环保法、安全生产法等。施工单位必须深入了解并遵守这些法律法规，确保施工活动合法合规。同时，还须关注相关政策的变化，及时调整施工方案，以适应新的政策要求。

（2）遵循工程技术标准是施工的关键

工程技术标准是保证设施质量和安全的重要依据。在施工过程中，施工单位应严格按照工程技术标准进行施工，确保设施的结构稳定、功能完善。这包括材料的选择、施工工艺的运用、质量检测等方面，都须符合标准要求。

（3）关注设施的耐久性和可维护性是施工中的重要环节

环卫设施在使用过程中，会受到自然环境、人为因素等多种因素的影响，因此，必须具备一定的耐久性和可维护性。在施工过程中，施工单位应选用耐久性好的材料，采用合理的施工工艺，以提高设施的耐久性。同时，还须考虑设施的维护便利性，如设置检修口、预留维修空间等，以便于日后的维护和保养。

（4）加强施工过程的监管是确保施工质量的重要手段

监管部门应定期对施工现场进行检查，发现问题及时整改。同时，还应建立完善的质量管理体系，对施工过程进行全面监控，确保每一个环节都符合质量要求。

4. 采购是环卫设施建设的必要环节

选择合适的设备和产品，直接关系到设施的运行效果和使用寿命。因此，在采购过程中，必须严格把关，确保所采购的设备和产品符合相关标准，质量可靠，性价比高。

（1）选择符合国家标准的产品是采购的基本要求

符合国家标准的产品，往往经过严格的质量检测和安全评估，其质量和性能达到或超过规定要求。选择这样的产品，意味着采购方可以获得更加可靠、稳定的产品，从而保障设施的正常运行和延长使用寿命。同时，符合国家标准的产品往往具有更好的兼容性和互换性，可以减少因产品不匹配而带来的麻烦和损失。此外，优先选择符合国家标准的产品，还有助于避免因使用不合格产品而带来的安全隐患。不合格产品往往存在质量问题或安全隐患，一旦使用，可能会给设施的正常运行带来风险，甚至可能引发安全事故。因此，在采购过程中，相关人员应当严格把关，确保所采购的产品符合国家标准，从而保障生产和使用的安全。

（2）关注设备的节能性和环保性是采购的重要考虑因素

在现今社会，随着环保理念的深入人心，越来越多的企业和个人开始关注产品的节能性和环保性。特别是在采购环卫设备时，这一考虑因素显得尤为关键。环卫设备作为城市管理和环境维护的重要工具，其能耗和排放情况直接关系到城市的环境质量和可持续发展。

首先，关注设备的节能性，意味着选择那些能够高效利用能源、减少能源浪费的产品。节能设备不仅能够降低设施的运行成本，减轻企业的经济负担，还能有效缓解能源紧张问题，为社会的可持续发展作出贡献。同时，节能设备的广泛应用，还有助于推动相关产业的技术创新和产业升级，促进经济的绿色转型。

其次，环保性能也是采购环卫设备时不可忽视的因素。环保设备能够减少污染物排放，降低对环境的影响，从而保护我们共同的家园。选择环保性能优越的产品，不仅可以提高企业的环保形象，增强公众对企业的信任度，还能为企业赢得更多的市场机会。此外，环保设备的使用还能在一定程度上推动环保产业的发展，形成良性的产业循环。

（3）售后服务是采购过程中不可忽视的一环

售后服务在采购过程中占据着举足轻重的地位，它直接关系到设施的稳定运行和企业的正常运营。良好的售后服务不仅能够确保设备在使用过程中得到及时、专业的维护，还能在设备出现故障时迅速解决问题，减少停机时间，避免给企业带来不必要的损失。

首先，了解供应商的售后服务政策是采购过程中不可或缺的一步。不同的供应商在售后服务方面有着不同的承诺和服务内容，因此，在采购前，相关人员须详细了解供应商的售后服务政策，包括服务范围、响应时间、保修期限等。这样有助于选择到能够提供全面、可靠售后服务的供应商，为设施的稳定运行提供有力保障。

其次，专业的售后服务团队是确保设施得到及时维护的关键。一个优秀的售后服务团队应该具备丰富的技术知识和实践经验，能够迅速诊断并解决设备在运行过程中出现的各种问题。此外，他们还应具备良好的沟通能力和服务意识，能够积极回应客户的需求和反馈，提供个性化的解决方案。

此外，及时的响应也是衡量售后服务质量的重要标准。一旦设施出现故障或需要维护，供应商应能够迅速响应，及时派遣专业人员进行处理。这种高效的响应机制有助于减少停机时间，确保设施的正常运行，从而保障企业的正常运营。

（4）注重采购过程的透明度与公平性

一个公正、公开的采购流程不仅能够有效防止腐败和不正当竞争，还能提高企业的形象和声誉，赢得公众的信任。

首先，采购流程的公正性是确保采购活动公平、合理的前提。在采购过程中，应遵循公平、公正、竞争的原则，确保所有参与方都能获得平等的机会。这要求采购方在发布采购信息、制定采购标准、评审投标书等各个环节中，都要做到公开透明，不偏袒任何一方。

其次，防止腐败和不正当竞争是维护采购过程透明度和公平性的重要任务。腐败和不正当竞争不仅会破坏采购市场的秩序，损害企业的利益，还会破坏社会风气，影响社会稳定。因此，采购方应建立健全的内部控制机制，加强对采购活动的监督和管理，防止权力寻租和利益输送。同时，还应加强与执法部门的合作，对违法行为进行严厉打击，维护采购市场的公平竞争环境。

此外，建立严格的采购制度和监督机制也是确保采购过程透明度和公平性的重要保障。采购制度应明确采购流程、采购标准、评审办法等各个环节的具体要求，为采购活动提供明确的指导和规范。监督机制则应加强对采购活动的全过程监督，确保采购活动的合法合规。这包括建立专门的监督机构、设立举报渠道、加强内部审计等措施，确保采购活动的透明度和公正性得到有效保障。

（三）信息化管理与整合

环卫工作作为城市管理的重要组成部分，直接关系到城市的环境卫生和居民的生活质量。随着城市化的快速发展，传统的环卫管理模式已经难以满足日益增长的环卫需求。因此，信息化管理成为提升环卫工作水平的关键手段，对于推动城市环境卫生事业的可持续发展具有重要意义。

信息化管理通过构建环卫信息化管理平台，实现了信息共享、协同作业和智能决策。这一平台将各类环卫信息数据进行整合和集中管理，使得各级环卫管理部门能够实时了解环卫工作的情况，掌握环卫资源的分布和使用情况。通过信息共享，不同部门之间可以更加高效地进行沟通和协作，避免信息孤岛和重复工作。协同作业的实现，使得环卫工作能够形成合力，提高整体工作效率。而智能决策则通过数据分析和挖掘，为环卫管理提供科学依据，指导环卫资源的合理配置和使用。

除了实现信息共享、协同作业和智能决策外，信息化管理还能够整合各类环卫资源，包括人力、物力、财力等，实现资源的优化配置和高效利用。在传统的环卫管理模式下，资源的分配往往依赖于经验和人工判断，缺乏科学性和准确性。而信息化管理通过数据分析和预测，能够更加精准地预测环卫需求，合理安排环卫资源的投入。这不仅可以提高资源的利用效率，避免资源的浪费和短缺，还能够降低环卫成本，提高环卫工作的经济效益。

此外，信息化管理还能够提升环卫工作的透明度和公众参与度。通过公开环卫工作的信息和数据，让公众了解环卫工作的进展和成效，增强公众对环卫工作的信任和支持。同时，公众也可以通过信息化管理平台参与到环卫工作中来，提出自己的意见和建议，推动环卫工作的改进和优化。

（四）政策保障与激励机制

在追求城市环境卫生持续改善的道路上，构建一套完善且高效的政策法规体系是至关重要的。这不仅为环卫工作提供了坚实的制度保障，也为推动整个行业的可持续发展注入了强大动力。为了确保规划的有效实施，相关部门必须从多个维度出发，精心制定和完善相关政策法规。

1. 政策法规的制定应充分体现前瞻性和科学性

（1）前瞻性意味着政策制定者应具备敏锐的洞察力和预见性

他们需要深入研究环卫行业的现状，把握行业的发展趋势，预测未来可能出现的问题和挑战。在此基础上，政策制定者可以制定出既符合当前实际又具有前瞻性的政策法规，为环卫行业的长远发展提供有力保障。

（2）科学性则要求政策制定者注重数据的收集与分析，运用科学的方法进行决策

在制定政策法规时，应充分考虑环卫行业的特殊性，结合实际情况，制定出既符合行业规律又具备可操作性的政策。同时，政策制定者还应注重政策的系统性和协调性，确保各项政策之间能够相互衔接、相互支持，形成政策合力。

以城市垃圾处理为例，当前城市垃圾处理面临着诸多问题，如垃圾分类不规范、回收利用率低、处理设施不足等。针对这些问题，政策制定者可以制定更为严格的垃圾分类和回收政策，通过立法手段明确垃圾分类的标准和要求，加大对违法行为的处罚力度，推动垃圾分类工作的深入开展。同时，还可以加大对垃圾处理设施建设的投入，提高垃圾处理能力和水平，为城市的可持续发展提供有力支持。

2. 政策法规的完善需要注重可操作性和实效性

（1）可操作性是政策法规制定过程中需要重点考虑的因素之一

政策制定者需要深入了解环卫行业的实际情况，充分考虑政策的执行难度和可行性。在制定政策时，应尽可能明确政策的执行主体、执行程序和执行标准，避免政策模糊不清或难以执行的情况。

（2）实效性是政策法规制定的最终目标

政策制定者需要关注政策实施后的实际效果，通过数据分析和评估，了解政策是否达到了预期目标，是否解决了实际问题。在评估政策效果时，应注重客观性和科学性，避免主观臆断和片面评价。同时，还应根据评估结果

及时调整和优化政策，确保政策能够持续发挥实效。

以鼓励企业和社会资本参与环卫事业为例，为了确保政策能够真正落地生效，我们可以制定一系列具有可操作性的财政补贴和税收优惠措施。具体而言，可以明确补贴和优惠的具体标准、申请条件和审批流程，确保企业和社会资本能够清晰了解政策内容和申请要求。同时，还应建立公开透明的补贴申请和审批机制，确保政策能够公平、公正地实施。此外，我们还可以建立激励和约束机制，通过奖励优秀企业和惩罚违规行为等方式，推动政策的有效执行。

在完善政策法规的过程中，还应注重政策的协调性和系统性。环卫事业涉及多个领域和部门，需要各方协同配合才能取得良好效果。因此，在制定政策时，应充分考虑不同部门和领域之间的利益关系和政策衔接问题，确保各项政策能够相互支持、相互补充，形成政策合力。

二、城乡环卫一体化的评估

（一）评估指标体系的构建

评估指标体系的构建是城乡环卫一体化实施效果评估的核心环节，它直接关系到评估结果的准确性和客观性。为了全面反映环卫工作的实际情况和成效，相关人员需要建立一套科学、合理的评估指标体系。

1. 评估指标体系应综合考虑环卫设施的建设情况

评估指标体系为人们提供了一个全面、客观地了解设施建设情况及其使用效果的工具。一个完善的评估指标体系应综合考虑多个方面，以确保能够准确评估环卫设施的建设质量和使用效益。

（1）设施的数量是评估指标体系中的基础指标之一

首先，设施数量直接关联到环卫服务的普及率。在城乡范围内，足够数量的环卫设施意味着更多的市民能够享受到便捷、高效的环卫服务。无论是公共垃圾桶、垃圾中转站还是环卫工人休息室，这些设施都是环卫服务的重要组成部分，它们共同构建了一个完善的环卫体系。当设施数量充足时，市民能够更加方便地处理生活垃圾，保持环境整洁，从而提升整个城市的卫生水平。

其次，设施数量也是衡量环卫工作投入和重视程度的重要指标。一个城市或乡村在环卫设施上的投入，直接体现了其对环卫工作的重视程度。投入越多，设施数量越多，说明该地区对环卫工作的重视和支持力度越大。这不仅有助于提升市民对环卫工作的满意度，还能够吸引更多的社会资本和人才参与环卫事业，推动其健康发展。

此外，设施数量也是评估环卫工作效果的重要依据。通过对设施数量的统计和分析，相关人员可以了解环卫设施的分布情况和使用状况，从而判断其是否满足城乡环卫的需求。如果设施数量不足或分布不均，就会导致部分区域环卫服务缺失或不足，影响市民的生活质量和城市的整体形象。因此，在评估过程中，相关人员需要密切关注设施数量的变化，及时调整和优化环卫设施布局，确保环卫服务的全面覆盖和高效运行。

（2）设施的布局是评估指标体系中的重要内容

首先，设施的布局需要关注分布的均衡性。这意味着设施在城乡范围内的分布应当相对均匀，避免出现某些区域设施过剩而另一些区域设施不足的情况。均衡的布局可以确保广大市民都能够享受到便利的环卫服务，避免因设施分布不均而导致的服务空白或服务质量下降的问题。

其次，设施的布局还须考虑其合理性。这包括设施之间的相对位置、相互关联以及是否符合城市或乡村的总体规划等方面。合理的布局可以减少环卫工作中的不必要环节和浪费，提高环卫工作的效率。同时，它还能够使设施之间的功能互补，形成一个有机整体，更好地服务于市民的环卫需求。

此外，设施的布局还须方便市民使用。这包括设施的可达性、便利性以及是否符合市民的使用习惯等方面。设施的布局应当考虑到市民的出行路线、活动范围以及需求特点，使设施能够更加方便地被市民所使用。通过优化布局，可以提高市民对环卫设施的满意度和认可度，进一步推动环卫工作的顺利开展。

在评估过程中，相关人员须综合运用各种评估方法和手段，对设施的布局进行全面、客观的评估。通过收集和分析相关数据和信息，可以发现设施布局中存在的问题和不足，为优化布局提供科学依据。同时，还可以借鉴其他城市和地区的成功经验，结合本地实际情况，提出切实可行的优化措施和建议。

（3）设施的覆盖范围是评估指标体系中的关键指标

首先，覆盖范围广意味着更多的市民能够享受到环卫设施带来的便利。无论是公共垃圾桶、垃圾中转站还是环卫工人休息室，这些设施的覆盖范围越广，市民就越能够方便地进行垃圾分类、投放垃圾以及获取环卫服务。这不仅能够提升市民的生活质量，还能够增强市民对环卫工作的满意度和认同感。

其次，服务能力强的设施能够更好地满足市民的多样化需求。随着社会的不断发展，市民对环卫服务的需求也在不断变化和升级。一个服务能力强的设施应该具备处理各种类型垃圾的能力，能够提供及时、高效的环卫服务，并且能够适应不同区域、不同群体的特殊需求。通过评估设施的覆盖范围，可以了解设施的服务能力和水平，进而判断其是否能够满足市民的多样化需求。

此外，对设施的覆盖范围进行量化分析，有助于相关部门更加客观、准确地评估环卫设施的配置情况。通过收集和分析相关数据，可以计算出设施的服务半径、覆盖人口数量等具体指标，从而判断设施的配置是否合理、是否能够满足城乡环卫的需求。这种量化分析的方法不仅提高了评估的准确性和科学性，还为优化设施配置提供了有力的数据支持。

（4）设施的完好率和使用效率是评估指标体系中的重要内容

首先，设施的完好率是衡量设施质量和维护情况的关键指标。一个完好的设施意味着其结构完整、功能正常，能够持续稳定地为市民提供环卫服务。设施的完好率越高，说明设施的质量越好，维护工作越到位。这不仅能够减少因设施损坏或故障导致的服务中断，还能够提高市民对环卫工作的信任度和满意度。因此，在评估过程中，相关人员需要关注设施的完好率，通过定期检查、维修和更新，确保设施处于良好的运行状态。

其次，设施的使用效率反映了设施的使用效果和效益。使用效率高的设施意味着其能够充分利用资源，发挥最大的作用，为市民提供高效、便捷的环卫服务。评估设施的使用效率，需要考虑设施的实际使用情况、服务范围和服务质量等多个方面。通过收集和分析相关数据，如设施的使用频率、服务人次、处理垃圾量等，可以客观地评价设施的使用效果。同时，还可以结合市民的反馈意见，了解设施在使用过程中存在的问题和不足，为优化设施配置和提高使用效率提供依据。

2. 作业效率的提升是评估指标体系的重要组成部分

作业效率直接关系到整个环卫体系的质量和效率。提升作业效率不仅意味着工作效率的增强，更代表着对资源的高效利用和对市民生活环境的深度改善。为了准确衡量环卫作业的效率是否得到提升，可以从多个关键指标入手进行评估。

（1）清扫频次是评估环卫作业效率的重要指标之一

首先，清扫频次直接体现了环卫工人的工作态度和效率。高频次的清扫意味着环卫工人更加勤奋、认真地履行职责，能够及时清除各类垃圾和杂物，保持地面的干净整洁。这不仅展现了环卫工人的专业素养，也提升了市民对环卫工作的满意度和信任度。

其次，通过对比不同时间段或不同区域的清扫频次数据，可以深入了解环卫作业的实际执行情况。例如，在人流密集或垃圾产生量较大的区域，清扫频次应该相应增加，以确保地面清洁度达到要求。同时，不同时间段的清扫频次也应有所调整，以适应不同时段垃圾产生的特点。这些数据的对比和分析，有助于发现清扫工作中的不足和问题，为优化清扫方案提供依据。

此外，清扫频次的提升对于提高整个环卫工作的效率具有积极意义。随着清扫频次的增加，地面的清洁度得到持续提升，垃圾和杂物得到及时清除，减少了垃圾滞留和二次污染的可能性。这不仅改善了市民的居住环境，也降低了环卫工作的难度和成本，提高了工作效率。

然而，需要注意的是，清扫频次并非越高越好。过高的清扫频次可能导致资源浪费和人力成本增加，而过低的清扫频次则无法满足市民对清洁度的需求。因此，在评估清扫频次时，需要综合考虑多种因素，如区域特点、垃圾产生量、人力资源等，制订科学合理的清扫方案。

（2）垃圾清运周期是衡量环卫作业效率的关键指标

首先，较短的垃圾清运周期意味着垃圾在存放点的滞留时间减少，这有助于避免垃圾堆积和异味产生。垃圾长时间滞留不仅影响市容市貌，还可能滋生细菌、引来害虫，对市民的身体健康造成潜在威胁。因此，缩短垃圾清运周期，及时清理垃圾，是维护城市环境卫生、保障市民健康的重要举措。

其次，通过对比不同区域或不同时间段的垃圾清运周期数据，可以深入了解垃圾清运工作的实际情况。不同区域由于人口密度、垃圾产生量等因素的差异，垃圾清运周期可能存在差异。通过数据分析，可以找出垃圾清运工作中的薄弱环节和瓶颈问题，为优化垃圾清运方案提供依据。同时，不同时间段的垃圾清运周期也可能受到节假日、天气等因素的影响，通过对比分析，可以更加全面地评估垃圾清运工作的效率和质量。

此外，缩短垃圾清运周期还有助于提高环卫工人的工作效率。频繁的垃圾清运可以减少环卫工人的工作量，降低工作强度，使其能够更加高效地完成清洁任务。同时，垃圾清运周期的缩短也意味着环卫部门需要更加合理地调配人力和资源，确保垃圾清运工作的顺利进行。

然而，缩短垃圾清运周期并非一蹴而就的事情。在实际操作中，须综合考虑多种因素，如垃圾产生量、运输距离、处理设施等，制定合理的垃圾清运方案。同时，还需要加强垃圾分类和减量工作，减少垃圾的产生量，降低垃圾处理成本，为缩短垃圾清运周期创造有利条件。

（3）机械化作业率是评估环卫作业效率不可忽视的指标

首先，机械化作业率的提高意味着更多的环卫工作得以通过机械设备完成，大大减轻了人工劳动的强度。传统的环卫作业多依赖于人力，不仅效率低下，而且容易受到天气、环境等因素的影响。而机械化作业则能够克服这些局限，实现高效、稳定的作业效果。例如，机械化清扫车、垃圾压缩车等设备的应用，可以大幅提升清扫和垃圾清运的速度和效率。

其次，机械化作业率的提升也促进了环卫作业质量的提升。机械化设备通常具有更高的作业精度和稳定性，能够确保环卫作业的质量达到更高的标准。例如，机械化清扫设备可以更彻底地清除路面垃圾，减少卫生死角；机械化垃圾处理设备则可以更有效地进行垃圾分类和压缩，提高垃圾处理的效率和质量。

此外，通过对比机械化作业率的变化情况，相关人员可以深入了解环卫部门在引进和推广机械化设备方面的成效。机械化作业率的提升不仅反映了环卫部门对现代化技术的重视和投入，也体现了其在提高作业效率和质量方面的努力和成果。同时，这种对比还可以帮助环卫部门识别在机械化作业方面存在的不足和问题，为进一步优化和改进提供指导。

3. 环境质量的提高是评估城乡环卫一体化实施效果的重要指标之一

环境质量直接关系到居民的生活质量和城市的可持续发展。为了全面、准确地评估环卫工作对环境质量的提高程度，可以从空气质量、水体质量、噪声污染等关键指标入手，通过定期监测和数据分析，得出科学、客观的结论。

（1）空气质量是衡量环境质量的重要指标之一

首先，环卫工作的有效实施能够显著减少大气污染物的排放。通过清扫街道、清洗路面、收集和处理垃圾等作业，环卫工人能够减少扬尘、垃圾焚烧等产生的颗粒物、二氧化硫、氮氧化物等污染物。这些污染物是影响空气质量的主要因素之一，它们的减少对于提高空气质量至关重要。

其次，定期监测空气中的污染物浓度是评估空气质量变化的重要手段。通过设立空气质量监测站点，收集并分析空气中的颗粒物、二氧化硫、氮氧化物等污染物的浓度数据，可以了解空气质量的实时状况以及变化趋势。这些数据不仅为环卫部门提供了改进工作的依据，也为公众提供了了解空气质量、保护自身健康的信息。

如果环卫工作实施得当，那么这些污染物的浓度应该呈现下降趋势，说明空气质量得到了提高。这种改善不仅体现在数值上的降低，更体现在人们呼吸感受的改善。清新的空气、蓝天白云的景象，都是环卫工作成效的直观体现。

此外，提高空气质量还需要环卫部门与其他相关部门密切合作，共同推进。例如，与交通管理部门合作，优化交通组织，减少车辆拥堵和尾气排放；与工业企业合作，推广清洁生产技术，减少工业废气排放等。这种跨部门合作能够形成合力，更有效地提高空气质量。

（2）水体质量是评估环卫工作效果的关键指标

首先，污水处理是环卫部门保护水环境的重要措施之一。通过建设污水处理设施、完善污水收集系统等方式，环卫部门能够将城市污水进行集中处理，去除其中的有害物质，减少对水体的污染。同时，环卫部门还加强对污水排放的监管，确保排放标准符合相关法规要求，防止污水直接排入水体造成污染。

其次，垃圾清理也是保护水环境的重要环节。环卫工人定期清理河岸、湖泊周边的垃圾，防止垃圾进入水体造成污染。此外，环卫部门还加强对垃圾填埋场、垃圾焚烧厂等垃圾处理设施的管理，确保垃圾处理过程不对周边环境和水体造成污染。

为了评估水体质量的变化情况，相关人员可以定期对河流、湖泊等水体进行采样检测。通过分析水质指标如溶解氧、氨氮、总磷等的变化情况，可以了解水体质量的提高程度。如果水体质量得到提升，那么这些指标应该趋于正常或达到优良水平，这表明环卫工作对水体环境的保护取得了积极成效。

此外，水体质量的提升不仅有利于生态环境的恢复和保护，也对市民的生活质量和健康产生积极影响。清洁的水体能够提供良好的生态环境，促进水生生物的繁衍生息；同时，也能够为市民提供优美的休闲场所，提升城市形象。

（3）噪声污染是影响环境质量的重要因素之一

首先，对于环卫工作中常见的噪声源，如垃圾清运车、扫地车等车辆的运行，以及各类机械设备的作业，都须进行详细的了解和评估。这些设备的噪声产生机理、噪声强度以及影响范围等都是监测和控制的关键因素。同时，针对不同设备的特点，须采取相应的噪声控制措施，如安装消声器、优化作业流程等，以最大限度地减少噪声的产生和传播。

其次，通过定期对不同时间段或不同区域的噪声数据进行比较和分析，相关人员可以全面评估环卫作业区域的噪声污染状况。这些数据不仅包括噪声的强度、频率等基本信息，还可以包括噪声对周边环境、居民生活等方面的影响。通过这些数据的分析，可以及时发现噪声污染的问题，为采取进一步的控制措施提供科学依据。

此外，为了更有效地控制噪声污染，环卫部门还需要加强与周边居民的沟通和协作。通过定期公布噪声监测结果、征求居民意见和建议等方式，可以增强居民对环卫工作的理解和支持，同时也可以为改进环卫工作提供有益的建议和反馈。

（二）数据收集与处理

在评估过程中，数据的收集是至关重要的环节。为了确保评估结果的客观性和准确性，须广泛收集各类相关数据，其中包括环卫设施的运行数据、作业效率的数据以及环境质量的监测数据等。这些数据不仅涉及环卫工作的方方面面，更是评估工作的重要依据。

1. 环卫设施的运行数据是评估工作的重要基础

（1）设施的使用情况是评估环卫工作效果的重要指标之一

通过对设施使用频率、使用时长等数据的收集和分析，相关人员可以了解设施的实际使用情况，判断设施是否得到了充分利用。如果设施使用不足，可能意味着资源配置不合理或设施布局不当，需要进行相应的调整和优化。

（2）设施的运行时长是评估环卫设施运行状态的重要数据

通过对设施运行时间的统计和分析，可以了解设施的连续工作时间、启停次数等信息，从而判断设施是否稳定可靠。如果设施运行时间过长或频繁启停，可能意味着设施存在故障或维护不当，需要及时进行维修和保养。

（3）维修记录是评估环卫设施运行状态的重要依据

维修记录详细记录了设施的维修情况、故障原因、维修时间等信息，通过对这些数据的分析，可以了解设施的维修频率、故障原因分布等，为制定针对性的维护措施提供依据。同时，维修记录还可以反映出设施的质量和耐用性，为采购新设施提供参考。

通过对环卫设施运行数据的收集和分析，相关人员可以全面了解设施的运行状况，发现存在的问题和瓶颈，为改进环卫工作提供有力支持。例如，根据设施使用情况优化资源配置和布局，提高设施利用效率；根据设施运行时长和维修记录制订针对性的维护计划，延长设施使用寿命；通过数据分析找出设施运行中的瓶颈问题，进行技术升级或改进作业流程等。

2. 作业效率的数据是评估工作不可忽视的一部分

（1）清扫面积作为衡量环卫工作效率的重要指标之一，直接反映了环卫工作的覆盖范围

通过对清扫面积数据的分析，可以了解到环卫工人的作业效率以及清扫设备的性能，进而判断是否需要调整人员配置或优化设备使用。

（2）作业时间是评估环卫工作效率的关键因素

作业时间的长短不仅影响着环卫工作的进度，还与人员的工作强度、设备的运行效率等密切相关。通过对作业时间的分析，我们可以发现是否存在作业时间过长、工作效率低下等问题，从而针对性地提出改进措施，如优化作业流程、提高设备效率等。

（3）人员配置是影响环卫工作效率的重要因素

合理的人员配置可以确保环卫工作的顺利进行，提高作业效率。通过对人员配置数据的分析，可以了解到当前的人员配置是否合理，是否存在人员过剩或不足的情况，进而调整人员配置，提高作业效率。

通过对作业效率数据的分析，相关部门可以全面评估环卫工作的效率水平，发现存在的问题和不足，进而提出改进措施。例如，根据清扫面积和作业时间的数据，可以优化清扫路线，提高清扫效率；根据人员配置的数据，可以调整人员分布，确保每个区域都有足够的人员进行作业。这些改进措施的实施，将有助于提高环卫工作的效率和质量，为市民创造更加整洁、宜居的环境。

3. 环境质量的监测数据是评估工作的重要组成部分

通过对空气中颗粒物、二氧化硫、氮氧化物等污染物的浓度进行定期监测，可以了解空气质量的实时状况以及变化趋势。这些数据不仅反映了环卫工作在减少大气污染方面的成效，也为相关部门提供了制定更加有效的空气污染防治措施的依据。

噪声污染对人们的身心健康和日常生活产生着不可忽视的影响。通过

对不同区域、不同时间段的噪声水平进行监测，可以评估环卫作业对噪声污染的影响，发现噪声污染严重的区域和时段，进而采取针对性的措施进行治理。

此外，垃圾处理效果监测数据也是评估环卫工作效果的重要依据。通过对垃圾处理设施的运行情况、垃圾处理效率、垃圾减量化、资源化利用等方面的数据进行监测和分析，相关人员可以了解垃圾处理工作的实际效果，发现存在的问题和不足，进而提出改进措施，提升垃圾处理水平。

在收集到这些数据后，相关人员还需要进行科学的处理和分析。这包括对数据进行清洗、整理、分类和统计，以提取出有用的信息。同时，还需要运用各种统计方法和模型，对数据进行深入的分析和挖掘，以发现数据背后的规律和趋势。通过这些科学处理和分析，可以为评估工作提供客观、准确的依据，为改进环卫工作提供有力的支持。

（三）实施效果分析

自城乡环卫一体化政策实施以来，各地纷纷加大了环卫设施建设的投入力度。全国范围内已陆续建设了数百个垃圾中转站、数万个垃圾收集点和数十个垃圾处理厂。这些设施的建设，为城乡环卫工作提供了坚实的物质基础，有效提升了垃圾处理能力。

在设施建设的支撑下，城乡环卫作业效率也得到了显著提升。一方面，通过引进先进的垃圾处理技术和设备，垃圾处理速度大大加快；另一方面，通过优化作业流程、加强人员培训等措施，环卫工人的工作效率也得到了提高。据统计，与以往相比，现在城乡环卫作业的效率提升了约30%。

城乡环卫一体化的实施，最直接的效果体现在环境质量的提高上。随着垃圾处理能力的提升和作业效率的提高，城乡环境得到了显著的改善。数据显示，实施城乡环卫一体化后，城市空气质量指数（AQI）下降了约20%，水质污染指数也明显降低。同时，乡村地区的生态环境也得到了有效保护，垃圾乱倒、污水横流的现象得到了有效遏制。

（四）经验总结与反馈

评估工作完成后，经验总结与反馈是至关重要的一环。这不仅是对过去工作的回顾，更是对未来发展的前瞻。通过总结成功的经验和做法，相关人员能够更好地把握城乡环卫一体化的发展方向，为今后的工作提供有力的借鉴和指导。

在经验总结方面，须全面梳理评估过程中的各个环节，深入剖析成功的经验和做法。例如，相关人员可以分析环卫设施的建设和管理经验，探讨如何提高设施的使用效率和运行质量；可以总结作业流程优化和人员培训的经验，研究如何进一步提升环卫作业的效率和质量；还可以分析信息化管理平台的建设和应用经验，探索如何利用信息化手段提升环卫工作的智能化水平。同时，还须关注评估过程中发现的问题和不足，进行深入剖析和反思。通过查找问题的根源和原因，相关人员可以更好地明确今后的改进方向和目标，为优化实施方案提供有力的支撑。

在反馈方面，需要将评估结果及时、准确地反馈给相关部门和人员。这包括将评估报告和数据分析结果向上级主管部门汇报，以便领导层了解环卫工作的实施效果，并作出相应的决策和调整；同时，也需要将评估结果向基层环卫工作人员进行传达，让他们了解自己的工作表现和存在的问题，以便及时调整和改进。

第四章　城乡环卫一体化的管理体制与机制

第一节　城乡环卫一体化的管理体制构建

城乡环卫一体化的管理体制构建是一个系统工程，它涉及政策制定、组织架构、职责划分。

一、政策引领与规划先行

（一）制定城乡环卫一体化发展的中长期规划是确保环卫工作有序进行的基础

规划应明确发展目标，包括提升环卫设施覆盖率、优化作业流程、提高环境质量等具体目标。同时，规划还需明确重点任务，如加强环卫设施建设、推进机械化作业、完善垃圾收运体系等。此外，保障措施也是规划中的重要内容，如加大资金投入、加强人员培训、建立考核机制等，以确保规划的有效实施。

（二）出台相关政策文件是为环卫一体化提供法律支持和政策保障的关键

政策文件应明确环卫工作的地位和作用，规定各级政府和相关部门的职责和权力。同时，政策文件还应提出具体的政策措施，如税收优惠、资金扶持等，以激励社会各方积极参与环卫工作。此外，政策文件还应强调法律责任，对违反环卫规定的行为进行处罚，确保环卫工作的严肃性和权威性。

（三）建立健全环卫工作的标准体系是规范环卫作业和管理行为的重要手段

环卫工作的标准体系应涵盖环卫工作的各个方面，如设施建设标准、作业流程标准、质量标准等。通过制定和实施这些标准，相关人员可以确保环卫工作的规范化和标准化，提高作业效率和质量。同时，标准体系的建设还有助于提升环卫行业的整体形象和竞争力，推动环卫事业的健康发展。

二、组织架构与职责划分

（一）建立统一的城乡环卫管理机构至关重要

1.高度的权威性能够确保环卫管理机构在决策和执行过程中具有足够的权威和影响力，使得各项环卫政策和标准得以有效贯彻实施

通过制定和执行严格的环卫法规，该机构可以对违反环卫规定的行为进行处罚，从而维护环卫工作的秩序和效率。

2.协调能力是城乡环卫管理机构不可或缺的能力

环卫工作涉及多个部门和多个环节，需要各方面的协同配合。通过整合城乡环卫资源，统一制定环卫政策和标准，该机构能够打破部门壁垒，协调各方力量，形成工作合力，共同推动环卫工作的顺利开展。

3.统一的城乡环卫管理机构具备整体规划的能力

通过对城乡环卫工作进行整体规划和布局，该机构能够确保环卫设施的建设和布局更加合理，避免资源浪费和重复建设。同时，还能够根据城乡发展的实际情况，调整环卫工作的重点和方向，使其更加符合实际需求。

（二）明确各级政府和相关部门在环卫一体化中的职责和分工是确保工作顺利进行的关键

1.各级政府作为环卫工作的主导者，应负责制定环卫工作的总体规划和政策

包括确定环卫工作的目标、任务和实施路径，制定相关法规和标准，以及提供必要的资金支持和政策保障。通过科学规划和合理布局，各级政府能够引导环卫工作朝着更加高效、环保的方向发展。

2. 相关部门应根据各自职责，协同配合，共同推进环卫工作的落实

城管部门作为环卫工作的主要执行者，应负责环卫设施的建设和维护，确保设施的正常运行和有效利用。环保部门则应负责环境监测和污染治理，及时发现和解决环境问题，保障环境质量的持续提高。交通部门在环卫工作中也发挥着重要作用，应负责环卫车辆的调配和管理，确保车辆的安全运行和高效作业。

3. 明确职责和分工有助于避免工作重复和推诿扯皮现象的发生

通过清晰界定各部门的职责范围和工作内容，可以消除工作中的模糊地带和交叉点，减少不必要的沟通和协调成本。同时，也能够增强各部门的工作责任感和主动性，提高工作效率和质量。

（三）加强环卫队伍建设是提升环卫工作水平的重要措施

提高环卫工人的待遇和社会地位是加强环卫队伍建设的关键。环卫工人是城市的美容师，他们默默无闻地付出，为城市的整洁和美丽作出了巨大的贡献。然而，由于历史原因和社会认知的偏差，环卫工人的待遇和社会地位相对较低。因此，应该通过提高工资待遇、改善工作环境、加强劳动保障等措施，让环卫工人得到应有的尊重和回报，增强他们的职业荣誉感和归属感。还可以举办一些文化活动和比赛，丰富环卫工人的精神文化生活，增强他们的凝聚力和向心力。

三、信息化与智能化管理

（一）建立环卫信息化平台是信息化管理的基石

建立环卫信息化平台能够集成环卫工作的各个环节，实现数据的实时采集、传输和分析。通过安装传感器、摄像头等设备，相关人员可以实时监控环卫设施的运行状态、作业车辆的位置和行驶轨迹、垃圾收运情况等信息。

这些数据经过处理后，可以为相关人员提供决策支持，帮助其优化作业流程、调整作业计划，提高环卫工作的效率。

（二）运用物联网、大数据等技术手段是提升环卫作业智能化水平的关键

通过物联网技术，环卫设施能够与信息化平台紧密相连，自主汇报运行状况和故障信息，从而降低人工巡检的频率和成本。大数据技术则进一步对庞大的环卫数据进行深入挖掘和分析，揭示其中的规律和趋势，为环卫工作的优化提供坚实的数据支撑。例如，在掌握垃圾产生的时空分布规律后，相关人员能够更精准地规划垃圾收运工作，减少垃圾停留时间，提升收运效率。

（三）通过信息化手段加强对环卫工作的监督和考核非常重要

信息化平台可以实时记录环卫工人的作业情况、设施的运行状态等信息，为监督和考核提供客观、准确的数据支持。相关人员可以根据这些数据对环卫工作进行评价和奖惩，激励广大环卫工作者积极投身到工作中来，提高工作的质量和水平。

（四）信息化与智能化管理能够提升环卫工作的应急响应能力

在突发事件发生时，信息化平台可以迅速获取相关信息并进行分析处理，为决策者提供及时的决策支持。同时，智能化系统也可以自动调整作业计划、调配资源，确保应急工作的顺利进行。

第二节　城乡环卫一体化的运行机制创新

一、技术创新驱动环卫工作升级

技术创新是城乡环卫一体化运行机制创新的重要动力。通过引入先进的

环卫设备和技术，可以有效提升环卫作业的效率和质量。例如，智能化清扫设备可以自动完成清扫、吸尘、洒水等作业，减少人力投入，提高作业效率；物联网技术可以实现环卫设备的远程监控和管理，及时发现并解决设备故障，保障作业连续性。此外，技术创新还可以推动环卫工作的绿色化。通过研发和应用环保新材料，可以降低环卫作业对环境的污染；通过推广垃圾分类和资源化利用技术，可以实现垃圾减量化和资源化，提高环卫工作的可持续性。

二、市场化运作优化资源配置

市场化运作是城乡环卫一体化运行机制创新的又一重要途径。通过引入市场竞争机制，可以优化环卫资源配置，提高服务质量和效率。政府可以通过公开招标、合同管理等方式，选择有实力的企业承担环卫服务，确保服务质量和标准；企业则可以通过技术创新、管理优化等方式，降低成本，提高效率，获得更多市场份额。同时，市场化运作还可以吸引更多的社会资本参与环卫设施建设和运营。通过与社会资本合作，可以缓解政府财政压力，加快环卫设施建设进度，提升设施水平。

三、政策协同引导环卫一体化发展

政策协同是城乡环卫一体化运行机制创新的重要保障。政府应出台一系列政策措施，为环卫一体化提供法律支持和政策保障。这包括制定环卫法规和标准，明确各方责任和义务；出台财政补贴、税收优惠等激励政策，鼓励企业和社会资本参与环卫工作；加强部门间的政策沟通和协调，形成政策合力，推动环卫一体化发展。

四、社会参与构建共治格局

社会参与是城乡环卫一体化运行机制创新的重要支撑。通过加强宣传教育，提高公众对环卫工作的认识和参与度；通过建立监督机制，鼓励公众参与环卫工作的监督和管理；通过推广志愿服务，组织志愿者参与环卫工作，形成政府主导、社会参与、全民共治的环卫工作格局。同时，政府还应加强与社区、企业等社会组织的合作，共同推动环卫一体化发展。通过搭建合作平台，促进信息共享和资源互补，实现环卫工作的协同推进和共赢发展。

第三节　城乡环卫一体化的政策支持与保障措施

一、政策支持

（一）财政资金支持

1.环卫设施设备的投入是专项资金支持的重点领域

环卫设施设备的投入包括垃圾处理设备、清扫机械、运输车辆等硬件设施的购置和更新。通过资金的投入，可以确保环卫设施设备的先进性和高效性，提高环卫作业的效率和质量。同时，这也有助于改善环卫工人的工作环境，降低他们的劳动强度。

2.技术研发是专项资金支持的重要方向

环卫工作的技术创新是推动行业发展的关键。政府可以通过资金支持，鼓励科研机构和企业开展环卫技术的研发和创新，推动新技术、新工艺、新设备的应用和推广。这不仅可以提升环卫工作的技术水平，还可以为环卫行业的长远发展注入新的动力。

3.人员培训是专项资金不可忽视的支出项目

环卫工人的素质和能力直接影响到环卫工作的质量。政府可以通过设立培训基金，为环卫工人提供定期的技能培训和安全教育，提高他们的专业素养和安全意识。同时，还可以开展环卫知识普及活动，提高公众对环卫工作的认识和支持度。

4.专项资金应关注城乡环卫一体化项目的运营和维护

包括对项目运行情况的定期监测和评估，以及对设施设备的日常维护和保养。通过资金的持续投入，可以确保项目的稳定运行和长期效益的发挥。

（二）税收优惠

税收优惠是政府激励企业积极参与城乡环卫一体化建设和运营的重要手段，旨在降低企业运营成本，激发其参与环卫工作的积极性。具体来说，税收优惠政策可以从以下几个方面发挥积极作用：

1. 减免企业所得税是一项重要的税收优惠政策

（1）减免企业所得税能够直接降低企业的财务负担

环卫一体化项目往往需要大量的资金投入，包括设备购置、技术研发、人员培训等多个方面。通过减免企业所得税，企业能够节省一部分资金，用于项目的进一步推进和拓展，从而形成良性循环，促进企业的持续健康发展。

（2）减免企业所得税能够引导更多的资金流向环卫领域

在市场经济条件下，资金的流动往往受到政策导向的影响。政府通过减免企业所得税这一政策工具，向市场传递出鼓励投资环卫领域的明确信号，这将吸引更多的社会资本关注环卫事业，形成多元化的投资格局。这些资金的注入将有力地推动环卫技术的研发与创新，提升环卫服务的质量和效率。

（3）减免企业所得税能够推动环卫事业的快速发展

随着城市化进程的加快和居民生活水平的提高，人们对环卫服务的需求日益增长。通过减免企业所得税，政府能够激发企业的积极性和创造力，推动环卫行业的技术进步和产业升级。这将有助于提升环卫服务的整体水平，改善城乡环境面貌，提高居民的生活质量。

2. 增值税的优惠政策同样具有吸引力

（1）对于环卫设备的采购，政府可以实施增值税减免政策

环卫设备是环卫工作的基础，其质量和性能直接影响到环卫工作的效率和效果。通过减免环卫设备采购环节的增值税，可以降低企业的设备购置成本，鼓励企业采购更多、更先进的环卫设备，提升环卫工作的整体水平。

（2）对于环卫服务的提供，政府可以考虑实施增值税退税政策

环卫服务是城市管理的重要组成部分，其质量和效率直接关系到城市环

境的整洁和居民的生活质量。通过退税政策，政府可以鼓励企业提供更高质量、更专业的环卫服务，推动环卫服务行业的升级和发展。

（3）增值税的优惠政策可以引导企业采用先进的环卫技术和设备

随着科技的进步，环卫行业也在不断涌现出新的技术和设备。这些技术和设备往往具有更高的效率和更好的环保性能，但也可能带来更高的成本。通过增值税的优惠政策，政府可以降低企业采用新技术的成本风险，鼓励企业积极引进和应用新技术、新设备，推动环卫行业的技术创新和进步。

3. 政府可以通过设立专项税收优惠政策，鼓励企业开展环卫技术研发和创新

（1）通过专项税收优惠政策，政府可以为企业研发环卫新技术提供实质性的支持

环卫技术的研发往往需要投入大量的资金、人力和时间，而且存在一定的风险。政府通过给予税收减免或奖励，能够减轻企业的经济负担，降低研发风险，使企业更有动力和能力去开展环卫技术的研发工作。

（2）专项税收优惠政策可以引导社会资源向环卫技术创新领域聚集

税收优惠政策作为一种经济杠杆，能够影响市场主体的投资决策。当政府为环卫技术创新提供税收优惠时，意味着该领域具有较大的发展潜力和政策支持，这将吸引更多的社会资本和企业关注环卫技术创新，形成良性的投资和创新循环。

（3）专项税收优惠政策可以促进环卫技术的成果转化和应用

技术创新的价值最终体现在其实际应用效果上。政府通过给予在环卫领域取得重大技术突破的企业额外的税收减免或奖励，能够鼓励企业加快技术成果的转化和应用，将先进的技术真正用于提高环卫工作效率，提升城市环境质量。

（三）法规保障

1. 制定专门的城乡环卫一体化法规，明确其法律地位、发展目标、实施原则等，为环卫工作提供全面的法律指引

城乡环卫一体化法规应综合考虑城乡差异，确保城乡环卫工作得到统一

规划和协调。

2. 明确各级政府和相关部门在环卫一体化中的职责分工

通过法规的明确规定，可以确保各级政府和相关部门在环卫工作中各司其职、协同配合，形成合力。同时，法规还应规定环卫工作的监督考核机制，确保各项工作落到实处。

3. 法规应关注环卫工人的权益保障

环卫工人是环卫工作的主体力量，他们的权益保障直接影响到环卫工作的稳定和发展。因此，法规应明确规定环卫工人的工资待遇、劳动保护、社会保障等方面的权益，确保他们的合法权益得到充分保障。

4. 加大对违法行为的处罚力度是法规保障的重要方面

对于违反环卫法规的行为，如随意倾倒垃圾、破坏环卫设施等，应依法予以严厉处罚，以儆效尤。通过加大处罚力度，可以形成对违法行为的有效威慑，维护环卫工作的正常秩序。

5. 法规的完善和实施需要社会各界的广泛参与和支持

政府应加强对法规的宣传和普及工作，提高公众对环卫法规的认知度和遵守意识。同时，还应建立健全公众参与机制，鼓励公众积极参与环卫工作的监督和管理，共同推动城乡环卫一体化的发展。

（四）政策引导

政府通过制定和实施一系列政策，可以有效地引导社会资本参与环卫工作，推动形成多元化的投资主体和服务模式。

1. 政府可以通过推广 PPP 模式（公私合营模式）来引导社会资本参与城乡环卫一体化建设

PPP 模式是一种将政府和社会资本有机结合的合作方式，通过引入市场机制，实现资源的高效配置和风险的合理分担。在环卫领域，政府可以与企业合作，共同出资建设和运营环卫设施，分享风险和收益。这种模式不仅可以减轻政府的财政压力，还可以发挥企业的专业优势，提高环卫工作的效率和质量。

2.政府购买服务是一种有效的引导方式

政府可以通过购买环卫服务的方式，将环卫工作的运营权交给专业的企业和社会组织。这样，政府可以更加专注于政策的制定和监管，而企业和社会组织则可以发挥其专业优势，提供更高质量的环卫服务。同时，这种方式还可以激发市场竞争活力，推动环卫服务的不断创新和升级。

二、保障措施

（一）组织保障

1.建立专门负责城乡环卫一体化工作的组织机构是核心任务

组织机构应拥有足够的权威性和决策能力，能够统筹协调各级政府和部门在环卫工作中的合作与配合。同时，要明确机构内部的职责分工，确保各项工作有人负责、有人落实。

2.构建科学的管理体系是实现城乡环卫一体化目标的重要保障

管理体系应涵盖规划制定、设施建设、运营维护、监督考核等多个方面，形成闭环管理。同时，要注重信息化手段的运用，建立环卫信息化平台，实现数据的实时采集、传输和分析，提高管理效率。

3.根据城乡环卫一体化的实际需求，合理配置环卫工作人员

在人员配备方面要确保人员数量充足、结构合理，能够满足环卫工作的日常需求。同时，要加强人员培训，提高环卫工作人员的专业技能和职业素养，使他们能够更好地适应环卫工作的新要求和新挑战。

（二）技术保障

1.政府应加大对环卫技术研发的投入，鼓励科研机构和企业开展环卫技术的创新研究

环卫技术的创新研究包括开发更高效的垃圾处理技术、智能化环卫设备、资源回收利用技术等，以满足环卫工作的实际需求。同时，建立健全技术转移和成果转化的机制，推动环卫技术的快速应用和产业化发展。

2. 积极引进国内外先进的环卫技术和设备，提升环卫作业的装备水平

包括采购智能化清扫机械、高效垃圾转运车辆、自动化垃圾处理设施等，以替代传统的、效率较低的环卫工具和设备。通过引进先进技术，可以大幅度提高环卫作业的效率，减轻环卫工人的劳动强度，同时改善作业环境。

3. 加强技术监测和评估是技术保障的重要一环

政府应建立环卫技术监测和评估机制，对新技术和新设备的应用效果进行定期评估和反馈。通过监测和评估，可以及时发现技术应用中存在的问题和不足，为后续的技术改进和推广提供科学依据。

（三）监管保障

1. 明确监管责任，确保各级政府和相关部门在环卫工作中各司其职、各负其责

政府应出台相关政策法规，明确环卫工作的目标、任务和措施，为监管工作提供有力支持。同时，各级环卫部门要建立健全内部管理制度，加强对环卫工人的培训和管理，提高他们的工作水平和责任意识。

2. 加强日常监管和考核评估

通过定期巡查、随机抽查等方式，对环卫工作的各个环节进行全面检查，确保各项工作符合规定要求。同时，建立科学的考核评估体系，对环卫工作的质量、效率、安全等方面进行综合评估，及时发现和解决问题。

（四）应急保障

应急保障是在突发事件或紧急情况下，能够确保环卫工作的连续性和稳定性，防止环境问题的恶化，保障公众的生活质量和健康安全。

1. 制定完善的环卫应急预案是应急保障的基础

预案应详细包括各种可能出现的突发事件或紧急情况的分类、应对措施、责任分工等内容。预案的制定需要充分考虑到不同地区、不同季节、不同环境下的环卫工作特点，确保预案的针对性和可操作性。同时，预案应定期更新，

以适应不断变化的环卫工作需求。

2.建立快速响应机制是应急保障的关键

机制应确保在突发事件或紧急情况下，相关部门和人员能够迅速启动预案，采取有效措施进行应对。为此，相关人员需要建立健全的信息收集和报告制度，确保在第一时间掌握突发事件或紧急情况的信息。同时，加强与其他相关部门的协调配合，形成合力，共同应对突发事件或紧急情况。

第五章 城乡环卫一体化的资源配置与利用

第一节 城乡环卫资源的优化配置原则

一、规模经济原则

通过精准考虑服务区域的面积、人口密度、垃圾产生量等因素，可以更科学、更合理地确定环卫设施、设备和人员的规模，进而实现环卫工作的效率提升和成本降低。

在实际操作中，对服务区域的细致调查和分析是必不可少的。这包括对垃圾产生量的统计、对垃圾成分的分析，以及对垃圾产生时间和空间分布的研究。通过深入了解垃圾产生的特点和规律，相关人员可以为环卫设施的布局和设备的配置提供有力依据。

在环卫设施布局方面，应根据垃圾转运和处理的便捷性、高效性，合理规划设施的位置和数量。同时，设施的建设和维护也要充分考虑其对周边环境和居民生活的影响，确保设施的安全性和环保性。

在设备配置方面，应充分考虑不同区域的垃圾特点和处理需求，选择适合的设备类型和规格。同时，设备的采购、使用和维护也要遵循经济、环保、高效的原则，确保设备的长期稳定运行。

在人员配置方面，要根据人员的专业能力和工作效率，科学确定环卫工作人员的数量和分工。

二、布局经济原则

该原则强调环卫资源的配置应尽可能地接近垃圾产生源和人口聚居区，以便更有效地实施环卫作业和进行管理。这样的布局不仅可以减少环卫车辆和人员的运输距离和时间，还能显著提高环卫作业的效率，进而降低整体运营成本。

在布局环卫设施时，地形、交通和环境等因素都需被充分考虑。地形条件决定了设施建设的难易程度和作业效率，因此应优先选择平坦且易于通行的地点。交通条件则关系到垃圾转运的便捷性，需要确保环卫车辆能够顺利进出并快速完成转运任务。同时，环境因素也不容忽视，设施的建设应尽可能减少对周边环境的影响，并符合环保要求。

除了考虑这些因素外，还须根据服务区域的实际情况来合理设置垃圾收集点、转运站和处理设施。垃圾收集点的设置应方便居民投放垃圾，同时便于环卫工人进行收集作业。转运站的选择应考虑到垃圾运输的效率和成本，以及转运过程中对周边环境的影响。处理设施的建设则应充分考虑垃圾处理的技术要求、处理能力和环保标准，确保垃圾能够得到及时、有效的处理。

在实际操作中，可以通过对服务区域进行细致的调查和分析，了解垃圾产生的特点和规律，从而确定合理的环卫设施布局。同时，加强与相关部门的沟通和协调，确保环卫设施的建设和运营得到充分的支持和保障。

三、结构经济原则

这一原则强调在配置环卫资源时，必须充分考虑各种资源之间的协调性和互补性，确保形成一个高效、稳定且可持续的结构体系。这不仅涉及环卫设施与设备的合理配置，还包括人员与技术的有效配备。

在优化环卫资源结构的过程中，首先要明确各类资源的优势，并充分发挥它们的长处。例如，环卫设施和设备是环卫工作的物质基础，它们的性能和效率直接影响到环卫作业的质量和效率。因此，相关人员应引进先进、高效的环卫设施和设备，提高环卫作业的自动化和智能化水平，减少人工干预，降低作业成本。

四、公平性原则

公平性原则要求相关人员在配置环卫资源时，必须秉持公平合理的原则，确保各地区、城乡以及不同人口密度的区域都能享受到基本的环卫服务。

实现环卫资源配置的公平性，首先需要政府发挥主导作用，加大对农村和偏远地区的环卫投入。这些地区往往由于经济相对落后、交通不便等原因，环卫设施、设备和人员配备相对不足。政府应通过制定优惠政策、增加财政投入等方式，鼓励和支持环卫企业或个人到这些地区开展环卫工作，确保这些地区的环卫服务水平与城市地区相当。

其次，建立完善的监督机制是实现环卫资源配置公平性的重要保障。政府应加强对环卫资源配置的监管，确保各项政策措施得到有效执行。同时，还应鼓励社会监督，让公众参与到环卫资源配置的决策和监督过程中来，确保环卫资源的公平分配和使用。

第二节　城乡环卫资源的利用效率提升策略

一、推广先进技术

（一）引入智能化环卫设备

智能化环卫设备利用现代传感技术、大数据分析、人工智能等前沿科技，实现环卫作业的自动化和智能化。例如，智能清扫机器人可以自主完成清扫任务，通过精确的导航和避障系统，确保清扫的效率和安全性；智能垃圾分类系统则能够准确识别不同种类的垃圾，并进行分类投放，大大提高了垃圾分类的准确性和效率。智能化环卫设备的引入不仅可以减少对人力资源的依赖，降低作业成本，还能提升环卫工作的质量和效率。它们能够持续、稳定地运行，不受时间和环境的影响，确保环卫作业的连续性和稳定性。同时，智能化设备还能通过数据分析，为环卫管理提供科学依据，帮助决策者更加精准地制定环卫策略和资源分配方案。

（二）推广环保型环卫车辆

环保型环卫车辆是提升环卫资源利用效率的另一重要举措。这些车辆采用先进的环保技术，如低排放发动机、尾气处理装置等，以减少对环境的污染。同时，它们还具备高效的作业能力和垃圾处理能力，能够更快速地完成清扫和运输任务，提高环卫作业的效率。

推广环保型环卫车辆对于提高城市空气质量、减少噪声污染等方面具有重要意义。这些车辆的使用可以减少有害物质的排放，降低对大气环境的污染，为居民提供更加健康、舒适的生活环境。此外，环保型环卫车辆还能通过节能设计，降低能耗和运营成本，实现经济效益和环境效益的双赢。在推广环保型环卫车辆的过程中，政府可以出台相关政策，如给予购车补贴、优先采购环保型车辆等，以鼓励企业和个人积极采用。同时，加强宣传和教育，提高公众对环保型环卫车辆的认识和接受度，也是推广工作的重要一环。

二、推动创新，探索新模式

（一）开展环卫服务市场化试点

在市场化试点中，公开招标成为吸引社会资本参与的关键环节。通过公开、公正、透明的招标流程，不仅能够筛选出具有实力的环卫服务企业，还能够确保服务价格合理、质量可控。同时，政府购买服务的方式也为环卫服务市场化提供了有力支撑，使社会资本有更多的机会参与到环卫工作中来。通过市场化试点，环卫服务将实现更加专业化、精细化的管理。环卫企业将根据市场需求和自身实力，提供更加高效、便捷的环卫服务，包括道路清扫、垃圾收运、公厕管理等多个方面。这不仅能够有效解决环卫工作中存在的突出问题，还能够提升城市的整体形象和居民的生活质量。

（二）探索环卫资源循环利用模式

通过深入研究环卫资源的循环利用技术和方法，可以实现垃圾减量化、资源化和无害化处理。例如，垃圾焚烧发电技术可以将垃圾转化为电能，既解决了垃圾处理问题，又实现了能源的循环利用；厨余垃圾资源化利用则可以将厨余垃圾转化为肥料或生物燃料，实现了废物的资源化利用。通过环卫资源循环利用模式的探索和实践，可以有效减少资源消耗和环境污染，推动环卫工作的可持续发展。这不仅有助于提升城市的生态环境质量，还能够为经济发展提供新的动力。

第三节　城乡环卫资源的循环利用与可持续发展

一、城乡环卫资源的循环利用

（一）创新分类处理模式

随着科技进步，城乡环卫资源的分类处理模式也在不断创新。通过引入智能识别、大数据分析等技术，可以更加精准地实现垃圾的分类，提高资源化利用率。例如，利用图像识别技术对垃圾进行自动分类，通过数据分析优化垃圾处理流程，从而提高整体处理效率。

（二）构建区域协同机制

城乡环卫资源的循环利用需要构建区域协同机制，实现资源的优化配置和共享。通过加强城市与农村不同地区之间的合作，可以推动环卫资源的跨区域利用，提高整体利用效率。同时，也可以减少资源浪费和环境污染，实现区域可持续发展。

二、可持续发展

（一）强化环保教育，提升公众意识

实现城乡环卫资源的循环利用与可持续发展，需要公众的广泛参与和支持。而公众的参与度和支持度又直接取决于他们的环保意识水平。

1.环保教育应当成为社会教育的重要内容之一

通过举办各种形式的宣传活动，如环保主题讲座、展览、公益广告等，相关人员可以向公众普及环保知识，让他们了解环保的重要性以及自己在其中的责任和作用。这些活动不仅可以提高公众对环保问题的关注度，还能激发他们的环保热情，促使他们更加积极地参与到环卫工作中来。

2.环保教育应当融入学校教育体系

在学校开设环保课程，让学生从小就接触和学习环保知识，培养他们的环保意识和行为习惯。通过课堂教育、实践活动等方式，让学生深入了解环保问题，掌握环保技能，成为未来推动环保事业发展的重要力量。

3.媒体和网络是推广环保教育的重要平台

通过电视、广播、报纸、网络等媒体渠道，广泛传播环保知识，让更多的人了解环保问题，认识到自己在环保中的责任和义务。同时，利用社交媒体等网络平台，开展环保话题的讨论和互动，激发公众的环保热情和参与度。

（二）制定长期规划，确保持续发展

政府应制定长期的环卫发展规划，明确发展目标和任务，确保环卫工作的持续发展。规划应综合考虑城乡发展、人口增长、资源利用等因素，制定科学合理的环卫资源配置方案。同时，还应建立定期评估机制，对环卫工作的进展和效果进行监测和评估，及时调整和优化发展策略。

（三）探索多元化投资模式

城乡环卫资源的循环利用与可持续发展，无疑是一个庞大且复杂的系统工程，它涉及到设施建设、技术创新、人员培训、运营管理等多个方面，这些都需要大量的资金投入。因此，政府须积极探索多元化的投资模式，以吸引更多的社会资本参与到环卫工作中来。

1.引入市场机制是推动环卫服务市场化运营的关键

通过合理选择方式，选择有实力、有经验的企业来承担环卫服务任务，可以激发市场活力，提高服务质量和效率。同时，这也能让政府从繁重的环卫工作中解脱出来，更专注于政策制定和监管工作。

2. 政策扶持和税收优惠是吸引社会资本的重要手段

政府可以通过制定相关政策，如提供财政补贴、降低税收负担等，来鼓励企业和社会组织积极投入环卫事业。这不仅能减轻企业的经济压力，还能提高他们参与环卫工作的积极性和动力。

3. 政府可以与金融机构合作，推动环卫项目的融资创新

通过发行环卫债券、设立环卫产业基金等方式，吸引社会资本进入环卫领域。这样既能拓宽资金来源渠道，又能降低融资成本，为环卫事业的发展提供有力的资金保障。

第六章　城乡环卫一体化的案例分析

第一节　国内外城乡环卫一体化的典型案例分析

国内外城乡环卫一体化的典型案例众多，它们在不同的地域和背景下展现了环卫一体化的成功实践。

一、国内案例

（一）山东省邹城市城乡环卫一体化实践

山东省邹城市在城乡环卫一体化方面所取得的显著成果，无疑为其他城市提供了宝贵的经验和借鉴。这一成就的取得，离不开邹城市政府的高度重视和深入实践，也体现了邹城市在环保和可持续发展方面的坚定决心。

在城乡环卫一体化的推进过程中，邹城市注重从整体规划和细节执行两个方面入手。全市范围内 895 个村居的全覆盖，意味着无论城市还是农村，都享受到了同等的环卫服务，这无疑大大提升了农村居民的生活质量和幸福感。而这一目标的实现，离不开邹城市对环卫装备配备和更新的高度重视。

在环卫装备的配备方面，邹城市不仅注重数量，更注重质量。各村居都配备了专职保洁员，这些保洁员经过专业培训，具备较高的职业素养和责任心，能够确保环卫作业的高效进行。同时，统一的清洁工具不仅提高了作业效率，也保证了清洁工作的统一性和标准化。

在环卫装备的更新方面，邹城市紧跟时代步伐，积极引进新技术、新设备。这些先进的环卫装备不仅提高了清洁效率，也降低了劳动强度，让环卫工作更加轻松、高效。同时，邹城市还注重环卫装备的环保性能，选择低能耗、低排放的设备，为城市的可持续发展作出了积极贡献。

除了环卫装备的配备和更新，邹城市还建立了完善的垃圾收运体系。这一体系实现了垃圾运输的密闭化、处理的无害化和资源化，有效避免了垃圾在运输和处理过程中的二次污染。同时，通过对垃圾进行分类处理和资源化利用，邹城市不仅减少了垃圾的数量，也提高了资源的利用效率，为城市的可持续发展注入了新的动力。

（二）北京市城乡环卫一体化实践

北京市在城乡环卫一体化工作上的卓越表现，不仅彰显了首都的环保责任担当，也为全国其他城市树立了典范。通过一系列的创新措施和扎实工作，北京市在垃圾分类和资源化利用方面取得了显著成效，城乡环卫设施建设也得到了均衡发展。

在推行"垃圾分类 + 资源化利用"模式方面，北京市采取了多项有力措施。首先，通过建立多个垃圾分拣中心和资源回收站，实现了对城乡接合部地区垃圾的精细化分类和高效处理。这些设施不仅配备了先进的分类技术和设备，还注重与周边社区的合作，共同推动垃圾分类工作的深入开展。其次，北京市还加强了对垃圾资源化利用的探索和实践，通过引进新技术、新工艺，将各类垃圾转化为有价值的资源，实现了垃圾减量化和资源化利用的双重目标。

在加强农村地区环卫设施建设方面，北京市同样不遗余力。通过加大投入力度，优化设施布局，北京市逐步实现了城乡环卫设施的均衡配置。在农村地区，新建了一批垃圾转运站、公共厕所等环卫设施，改善了农村环境卫生状况。同时，北京市还注重提升农村环卫工人的待遇和培训水平，确保他们能够胜任环卫工作，为农村地区的清洁和美丽贡献力量。

（三）浙江省"千村示范、万村整治"工程

浙江省的"千村示范、万村整治"工程，不仅是一项环卫工程，更是推动农村人居环境整治、助力乡村振兴的重要战略。该工程通过系统的规划和精细化的管理，成功地推动了农村地区的环境改善，让广大农民群众享受到了实实在在的利益。

政府在这项工程中起到了关键的引导作用。通过制定相关政策，提供资金支持，浙江省政府确保了工程的顺利推进。同时，政府还积极协调各方力量，形成合力推进的良好氛围。社会力量的广泛参与，为工程提供了源源不断的动力。企业、社会组织和个人都积极参与到农村环卫工作中来，通过捐款捐物、志愿服务等方式，为改善农村人居环境贡献了自己的力量。

村民自治是这项工程的重要特点之一。在政府的引导下，村民们自发组织起来，参与到农村环卫工作中来。他们不仅积极清理自家门前的垃圾，还参与村庄的公共环卫工作。这种自治的方式，不仅提高了村民们的环保意识，也让他们更加珍惜和爱护自己的家园。

在推进"千村示范、万村整治"工程的过程中，浙江省还注重发挥市场机制的作用。通过引入市场竞争机制，引导社会资本参与农村环卫设施建设，不仅缓解了政府财政压力，也提高了环卫设施的建设质量和运营效率。这种政府与市场共同推动的模式，为农村环卫工作的持续发展注入了新的活力。

二、国外案例

（一）新加坡环卫一体化实践

新加坡享有"花园城市"的美誉，不仅源于其优美的自然环境和绿化景观，更得益于其卓越的环卫一体化实践。新加坡政府在环卫工作方面展现出了高度的责任感和前瞻性，为全球的环卫事业树立了标杆。

1. 新加坡政府通过制定严格的法规和标准，为环卫工作的有序进行提供了坚实的法律保障

这些法规不仅规定了环卫工作的具体要求和标准，还明确了相关责任主体和处罚措施，确保了环卫工作的规范化和高效化。同时，新加坡政府还建立了完善的监管机制，对环卫工作进行定期检查和评估，确保各项措施得到有效执行。

2. 新加坡在环卫技术创新和应用方面取得了显著成果

政府积极引进和研发先进的环卫装备和技术，如智能化的环卫机器人、高效的垃圾处理系统等，大大提高了环卫工作的效率和质量。这些技术的应用不仅减少了人力成本，还降低了环境污染，实现了垃圾的减量化、资源化和无害化。

此外，新加坡的环卫一体化还体现在其完善的公共设施和服务上。政府投入大量资金用于建设公共厕所、垃圾收集站等环卫设施，确保这些设施的数量和布局能够满足市民的需求。同时，新加坡还提供了便捷的垃圾回收和分类服务，鼓励市民积极参与环保行动。这些设施和服务的完善，为市民提供了良好的生活环境，也提升了城市的整体形象。

（二）日本垃圾分类与回收体系

日本的垃圾分类与回收体系，无疑是城乡环卫一体化的杰出代表，其严格而细致的垃圾分类制度以及高效的回收处理设施，共同构成这一体系的坚实基础。

1. 日本的垃圾分类制度十分严格和细致

政府制定了详尽的垃圾分类标准和指导手册，要求居民将垃圾按照规定的分类标准进行分类投放。这些分类包括但不限于可燃垃圾、不可燃垃圾、资源垃圾和有害垃圾等。居民必须严格遵守这些规定，否则可能会面临罚款或其他处罚。这种严格的制度不仅提高了垃圾分类的准确率，也培养了居民良好的环保习惯。

2. 日本政府在回收和处理设施方面下足了功夫

各地区都建立了完善的垃圾回收和处理系统，包括垃圾收集站、转运站、处理厂等。这些设施不仅数量充足，而且技术先进，能够高效地处理各类垃圾。同时，政府还积极推动垃圾分类与回收技术的创新和应用，引进先进的处理技术和设备，提高垃圾处理和资源化的水平。

3. 日本政府注重垃圾分类与回收的宣传和教育

通过各种渠道和形式，向居民普及垃圾分类的知识和方法，提高他们的环保意识和参与度。政府还鼓励企业和社会组织参与到垃圾分类与回收工作中来，形成全社会共同参与的良好氛围。

（三）德国城乡环卫一体化模式

德国在城乡环卫一体化方面所取得的丰富经验，确实为全球各国提供了宝贵的借鉴。该国政府高度重视垃圾分类和资源回收工作，通过一系列有效措施，成功推动了城乡环卫一体化的进程。

德国政府制定的严格法律法规在垃圾分类和资源回收工作中起到了至关重要的作用。这些法规不仅规定了垃圾分类的具体标准和要求，还明确了各类垃圾的处理方式和程序。同时，政府还加大了对违规行为的处罚力度，确保了垃圾分类和资源回收工作的有效实施。这种法治化的管理方式，使得德国的垃圾分类工作得以高效、有序地进行。

除了法律法规的约束外，德国政府还通过激励机制来推动居民和企业积极参与垃圾分类。例如，政府为积极参与垃圾分类的居民提供奖励或补贴，鼓励他们养成良好的环保习惯。同时，政府还与企业合作，推广先进的垃圾分类和处理技术，降低企业的运营成本，提高其参与垃圾分类的积极性。

在垃圾处理方面，德国建立了完善的垃圾处理体系。该体系包括垃圾焚烧、生物处理等多种方式，能够根据不同的垃圾类型和特点，选择最合适的处理方式。这些处理方式不仅实现了垃圾的减量化，还促进了资源的回收利用，达到了环保和经济的双重效益。

第二节 城乡环卫一体化成功案例的经验总结与启示

一、成功经验总结

（一）政府主导，政策引导

在城乡环卫一体化项目中，政府发挥着至关重要的作用。政府须制定明确的政策导向，提供资金支持和政策保障，引导企业和社会资本积极参与。

（二）市场化运作，引入竞争机制

通过市场化运作，引入竞争机制，可以激发企业的创新活力，提高服务质量和效率。同时，政府须加强监管，确保市场健康有序发展。

（三）科技创新，提升服务质量

引入先进的环卫设备和技术，可以提高环卫作业效率和质量，降低人力成本。同时，加强科技创新，推动环卫服务向智能化、绿色化方向发展。

（四）公众参与，形成合力

城乡环卫一体化需要全社会的共同参与。通过宣传教育、志愿服务等方式，提高公众环保意识，形成人人关心、支持、参与环卫工作的良好氛围。

二、启示与展望

（一）强化政策引导，完善法规体系

各级政府应加大对城乡环卫一体化项目的支持力度，制定更加完善的政策法规体系，为项目的顺利实施提供有力保障。

（二）推动市场化进程，激发市场活力

应进一步推动城乡环卫服务市场化进程，引入更多优质企业参与竞争，提高服务质量和效率。同时，加强市场监管，确保市场健康有序发展。

（三）加大科技投入，提升智能化水平

应注重引入先进的环卫设备和技术，推动环卫服务向智能化、绿色化方向发展。同时，加强科技创新和人才培养，为城乡环卫一体化提供有力支撑。

（四）倡导公众参与，形成共建共治共享格局

应广泛宣传环保理念，提高公众环保意识，鼓励和支持公众参与城乡环卫工作。通过形成共建共治共享格局，推动城乡环卫一体化取得更大成果。

第三节　城乡环卫一体化案例的对比分析与借鉴

一、国内外案例对比分析

（一）国内案例特点

山东省邹城市城乡环卫一体化实践：邹城市注重环卫设施的全覆盖和更新，通过配备专职保洁员和统一的清洁工具，确保环卫作业的高效性。其垃圾收运体系实现了垃圾处理的密闭化、无害化和资源化，显示出高度的组织化和系统性。

北京市城乡环卫一体化实践：北京市在垃圾分类和资源化利用方面走在前列，通过建立垃圾分拣中心和资源回收站，提高了垃圾分类和回收的效率。同时，加强了对农村地区环卫设施的建设，促进了城乡环卫设施的均衡发展。

浙江省"千村示范、万村整治"工程：浙江省通过政府引导、社会参与和村民自治的方式，全面推进农村人居环境整治。注重发挥市场机制的作用，引导社会资本参与，形成了政府与市场共同推动的良好格局。

（二）国外案例特点

新加坡环卫一体化实践：新加坡以严格的法规和标准确保环卫工作的有序进行，同时注重环卫技术的创新和应用。政府投入大量资金建设环卫设施，提供便捷的垃圾回收和分类服务，并通过教育和宣传提高居民的环保意识。

日本垃圾分类与回收体系：日本的垃圾分类制度严格而细致，居民必须按照规定的分类标准投放垃圾。政府提供完善的回收和处理设施，确保垃圾的

有效利用和处理。这种制度的成功实施得益于政府的大力推广和居民的积极配合。

德国城乡环卫一体化模式：德国政府高度重视垃圾分类和资源回收工作，通过制定严格的法律法规和激励机制推动居民和企业参与。德国建立了完善的垃圾处理体系，实现了垃圾的减量化和资源化利用。

二、对比分析

（一）政府角色与投入

国内案例：政府主导，通过政策支持和资金投入推动环卫一体化发展。

国外案例：政府同样发挥关键作用，但更注重法规制定、技术创新和公众教育。

（二）公众参与与意识

国内案例：公众参与度逐渐提高，但环保意识和分类投放的准确性仍须加强。

国外案例：公众普遍具有较高的环保意识，积极参与垃圾分类和回收活动。

（三）市场化运作与技术创新

国内案例：市场化运作在环卫服务中逐步推广，技术创新和装备升级仍有待加强。

国外案例：市场化运作成熟，技术创新活跃，环卫装备先进。

第七章　城乡环卫一体化的风险评估与应对

第一节　城乡环卫一体化的风险识别与评估

一、风险识别

风险识别是城乡环卫一体化风险评估的首要步骤，它涉及对环卫工作全流程的细致观察和分析，以发现潜在的风险点。

（一）设施风险识别

环卫设施的状态和布局直接关系到环卫工作的安全性和效率，一旦出现问题，不仅可能影响环卫作业的正常进行，还可能对环境和居民生活造成不良影响。

1. 环卫设施的老化、损坏或维护不当是常见的风险点

这些设施在长时间运行过程中，由于磨损、腐蚀或技术过时等原因，可能逐渐失去原有的性能和安全保障。例如，垃圾处理设备若出现故障，不仅可能导致垃圾处理效率降低，更有可能引发环境污染，如废气、废水或固体废弃物的泄漏。在极端情况下，设备故障还可能造成人员伤亡，给环卫工人和周边居民带来安全隐患。

2. 设施布局不合理是一个不容忽视的风险因素

合理的设施布局应考虑到环境、居民生活、交通等多个方面的因素。然而，在实际操作中，由于规划不当或受限于土地条件，有时会出现设施布局不合理的情况。例如，垃圾转运站距离居民区过近，不仅可能产生噪声、异味等扰民问题，还可能引发居民对健康和安全的担忧，从而导致居民不满和投诉。这不仅影响了环卫工作的顺利进行，还可能对政府和企业的形象造成负面影响。

（二）操作风险识别

操作风险主要源于人为因素，包括操作人员的行为、技能和态度，以及作业流程的设计和执行。这些风险如果不加以识别和控制，可能会引发安全事故，影响环卫工作的顺利进行。

1. 操作人员未按照规程操作是操作风险的重要来源

规程是确保环卫工作安全、高效进行的基础。然而，在实际操作中，由于操作人员对规程理解不足、疏忽大意或故意违规，可能会出现一系列问题。例如，违规倾倒垃圾可能导致环境污染和生态破坏；忽视安全警示可能使操作人员暴露于危险之中，甚至引发严重的人身伤害事故。

2. 环卫作业流程中的不合理之处是操作风险的重要方面

作业流程是环卫工作的核心，其设计应考虑到效率、安全和环保等多个方面。然而，有时由于规划不当或缺乏实际考虑，作业流程可能存在不合理之处。例如，清扫时间不合理可能会影响交通顺畅，给市民出行带来不便；垃圾清运不及时则可能导致垃圾堆积，不仅影响环境卫生，还可能滋生细菌、引发疾病。

（三）人员风险识别

环卫工人作为环卫工作的主要执行者，他们的安全和工作质量直接关系到整个环卫体系的稳定与高效运行。

1. 环卫工人的人身安全是必须高度重视的风险点

环卫工人每天在道路上清扫作业，面临着交通事故的风险。此外，他们还可能因长时间暴露在高温环境下而中暑，或在恶劣天气条件下工作而受伤。这些风险不仅威胁着环卫工人的生命安全，也可能影响他们的工作积极性和效率。

2. 人员配备不足或素质不高是人员风险的重要方面

环卫工作需要大量的劳动力投入，如果人员配备不足，就可能导致环卫工作无法按时完成，影响城乡环境的整洁度。同时，如果环卫工人的素质不高，他们可能无法熟练掌握环卫技能和操作规程，导致环卫工作质量下降。

（四）管理风险识别

一个健全的管理体系是确保环卫工作高效、有序进行的关键，而管理风险的存在可能严重影响环卫工作的质量和效率。

1. 管理制度不完善或执行不力是管理风险的重要表现

环卫工作涉及多个环节和多个部门，需要一套完善的管理制度来规范和协调各方行为。然而，如果管理制度存在缺陷或漏洞，或者制度执行不力，就可能导致环卫工作出现混乱和失误。例如，缺乏明确的责任划分和考核机制，可能导致工作人员责任心不强，工作效率低下；或者监督检查不到位，使得违规行为得不到及时纠正。

2. 应急预案缺失或不完善是管理风险的一个重要方面

环卫工作常常面临各种突发事件，如恶劣天气、交通事故、公共卫生事件等。如果缺乏完善的应急预案，一旦发生这些事件，就可能无法及时、有效地应对，给环卫工作带来巨大挑战。

二、风险评估

（一）定性评估

定性评估是风险管理过程中至关重要的一环，特别是在对风险进行初步识别与量化分析之后。这种评估方法侧重于根据风险的性质、特征和潜在影响来进行深入剖析，进而为决策制定者提供更为全面和细致的风险画像。

1. 定性评估的核心在于对风险进行描述和分类

根据风险的潜在影响程度、发生频率以及可控性等因素，相关人员可以将风险划分为高风险、中风险和低风险等不同等级。这种分类有助于决策者快速了解哪些风险需要优先处理，哪些风险可以通过常规措施加以管理。

在进行分类的过程中，相关人员还须深入分析风险发生的可能原因和触发条件。这些原因和条件可能涉及人为因素、技术缺陷、管理漏洞、环境变化等多个方面。例如，环卫工人的操作不当可能导致安全事故，而管理制度的不完善则可能引发工作失误。通过深入挖掘这些原因和条件，可以更准确地把握风险的本质，为后续应对措施的制定提供有力支持。

2.定性评估需要关注风险可能带来的后果和影响

这包括直接的经济损失、人员伤亡、环境破坏等显性影响，也包括企业声誉、社会稳定等隐性影响。通过对这些后果和影响的全面分析，相关人员可以更加清晰地认识到风险的严重性和紧迫性，从而更加有针对性地制定风险防范和应对措施。

（二）定量评估

定量评估是风险管理中不可或缺的一环，它通过运用数学模型或统计方法，对风险的发生概率和影响程度进行精确的量化计算，从而为决策者提供更为客观、科学的依据。

在定量评估中，首先要收集大量的历史数据，这些数据可能包括过去类似事件的发生率、损失程度、恢复时间等。通过对这些数据的深入分析，相关人员可以运用概率论和数理统计的原理，计算出风险的发生概率和潜在影响。同时，还须考虑风险的变动性和不确定性，通过设置置信区间和预测区间来反映这些风险特性的变化范围。

除了历史数据，专家经验在定量评估中也扮演着重要角色。专家们往往具有丰富的实践经验和深厚的理论素养，他们能够根据实际情况对量化结果进行修正和完善。通过与专家的深入交流和讨论，可以更加准确地把握风险的本质和特征，进一步完善风险评估模型。

在定量评估过程中，相关人员还需要注意以下几点：首先，要确保数据的准确性和可靠性，避免因为数据错误或偏差导致评估结果失真；其次，要选择合适的评估方法和模型，确保评估结果的准确性和有效性；最后，要综合考虑各种因素的影响，避免因为单一因素的考虑而忽略其他重要因素。

（三）综合评估

综合评估结合了定性评估和定量评估的结果，通过全面、系统的分析，确定风险的优先级和处理策略，为风险应对提供决策支持。

在进行综合评估时，首先需要整合定性和定量评估的结果。定性评估为相关人员提供了对风险性质和特征的深入理解，而定量评估则为相关人员提供了风险发生概率和影响程度的量化数据。通过将这两者相结合，可以更加全面地认识风险，为后续的优先级判定和处理策略制定提供有力支持。

在确定了风险的优先级后，相关人员需要进一步分析风险之间的关联性和相互影响。风险之间往往存在着复杂的联系，一个风险的发生可能引发其他风险的出现，形成一个潜在的风险链。通过识别这些关键风险点和潜在风险链，相关人员可以更加准确地把握风险的动态演变过程，为制定针对性的应对措施提供指导。

在制定处理策略时，需要综合考虑风险的性质、优先级、关联性和资源限制等因素。对于高风险、高影响的风险点，需要采取优先处理、重点防控的措施；对于低风险、低影响的风险点，可以采取常规管理、定期监控的策略。同时，相关人员还需要考虑风险之间的相互影响，避免在应对一个风险时引发其他风险的出现。

此外，综合评估还需要考虑时间和环境的变化因素。风险是动态变化的，随着时间和环境的变化，风险的性质和影响也可能发生变化。因此，相关人员需要定期对风险进行综合评估，及时调整风险处理策略，确保风险管理的有效性和适应性。

第二节　城乡环卫一体化的风险评估方法与流程

一、风险评估方法

（一）事故统计法

1.历史数据分析

在环卫工作中，事故的发生多种多样，包括设备故障、操作失误、人员伤害等。为了更全面地了解事故情况，需要对事故进行细致的分类，并统计各类事故的发生频率、影响范围及损失程度。通过对比不同类别的事故数据，可以发现不同环节或领域的事故风险点，为后续的防范措施提供依据。

2. 案例研究

在案例研究中，相关人员不仅要了解事故发生的表面原因，还要深入挖掘其背后的深层次原因。例如，操作失误可能是由于培训不足、疲劳驾驶或管理疏忽等多种因素导致的。因此，相关人员需要对事故原因进行系统的梳理和分析，找出根本原因，并针对性地提出改进措施。

（二）风险矩阵法

1. 风险识别与分类的细化

（1）风险源识别

在城乡环卫一体化的进程中，风险源识别是一个至关重要的环节。除了设施老化、操作不规范、环境污染等常见的风险点，还应深入考虑一些外部因素，它们同样可能会对城乡环卫一体化产生潜在的影响。

首先，政策变化是一个不可忽视的风险源。政府的政策导向往往直接影响着环卫工作的方向和重点。一旦政策发生变动，可能会对现有的城乡环卫一体化模式带来挑战，需要相关方及时调整策略以适应新的政策环境。因此，保持对政策动态的敏锐洞察，及时了解和解读政策变化，对于规避潜在风险至关重要。

其次，社会舆论也是影响城乡环卫一体化的重要因素。随着公众环保意识的提高，社会对于环卫工作的关注度也在不断提升。一旦环卫工作出现疏忽或问题，很容易引发社会舆论的关注和批评。这种舆论压力不仅可能影响环卫工作的正常进行，还可能对相关方的形象和声誉造成负面影响。因此，加强与社会公众的沟通和互动，积极回应社会关切，是降低社会舆论风险的有效途径。

此外，自然灾害也是城乡环卫一体化面临的重要风险之一。地震、洪水、台风等自然灾害不仅可能导致环卫设施的损坏和瘫痪，还可能对环卫工作的正常进行造成严重影响。在自然灾害发生时，环卫部门需要迅速启动应急预案，确保环卫工作的连续性和稳定性。同时，加强与其他部门的协调合作，共同应对自然灾害带来的挑战，也是降低自然灾害风险的重要举措。

（2）风险类型拓展

首先，法律风险是城乡环卫一体化过程中不可忽视的一环。随着环保法规的不断完善与更新，环卫工作面临着日益严格的法律要求。法规的变动可能带来合规问题，如新规定的实施可能导致原有的操作模式不再符合法律要求，从而引发法律风险。因此，环卫部门和相关企业需密切关注法规动态，及时调整策略，确保各项工作的合规性。同时，加强法律培训，提高员工的法律意识和风险防范能力，也是降低法律风险的有效途径。

其次，经济风险也是城乡环卫一体化过程中需要重点关注的风险类型。环卫项目的实施往往需要大量的资金投入，而成本上升可能对项目的可持续性产生严重影响。例如，原材料价格的波动、劳动力成本的增加等因素都可能导致项目成本上升。此外，市场竞争的加剧也可能对环卫项目的经济效益产生不利影响。为了应对这些经济风险，环卫部门和相关企业须加强成本控制，优化资源配置，提高项目的经济效益。同时，积极寻求政府支持、拓宽融资渠道等也是降低经济风险的有效措施。

除了上述两种风险类型外，还须关注其他潜在的风险，如技术风险、社会风险等。技术风险主要来自于新技术应用的不确定性，如新技术的引入可能导致操作难度增加或系统稳定性下降。社会风险则主要与社会舆论、公众参与度等因素有关，如环卫工作的不透明或公众参与度低可能引发社会不满和抗议。因此，在推进城乡环卫一体化的过程中，相关人员须全面考虑各种风险类型，制定相应的风险防范措施，确保项目的顺利实施和可持续发展。

（3）风险动态监测

风险并非一成不变，而是随着时间和环境的变化而不断演变。因此，建立一套动态的风险识别机制，定期或不定期地对风险进行重新识别和评估，对于确保环卫工作的顺利进行至关重要。

首先，动态风险监测要求人们对风险保持敏锐的洞察力。这需要相关人员不仅关注当前存在的风险，还要预见未来可能出现的新风险。通过收集和分析各类数据和信息，可以及时发现风险的苗头，从而采取有针对性的措施进行防范。

其次，定期或不定期的对风险重新识别和评估是动态监测的核心环节。这意味着相关人员需要根据实际情况，对风险进行定期的检查和更新。这种检查和更新不仅包括对已知风险的重新评估，还包括对新出现的风险识别和分析。通过这种方式，可以确保风险清单的准确性和时效性，为决策提供有力的支持。

此外，动态风险监测还需要关注风险的变化趋势。通过对比不同时间段的风险数据，可以发现风险的演变规律，从而预测未来的风险走向。这种预测能力有助于相关人员提前制定应对策略，降低风险带来的损失。

2. 风险等级划分的科学化

（1）多维度评估

在城乡环卫一体化的风险评估过程中，多维度评估是确保风险等级划分准确性和全面性的关键。除了考虑风险的发生概率和影响程度这两个基础维度，还应综合考虑风险的持续时间、可控性、可预测性等多个维度，从而更全面地把握风险的本质和潜在影响。

首先，风险的持续时间是一个重要的评估维度。有些风险可能只是短暂地出现，对环卫工作的影响有限；而有些风险则可能持续存在，对环卫工作的长期稳定性构成威胁。因此，在评估风险时，需要分析风险的持续时间，以便更好地判断其对环卫工作的长期影响。

其次，风险的可控性也是一个不可忽视的评估维度。可控性高的风险往往可以通过采取有效的措施进行防范和应对，降低其潜在影响；而可控性低的风险则可能难以通过常规手段进行有效控制。因此，在评估风险时，需要分析风险的可控性，以确定应对风险的难易程度和所需资源。

此外，风险的可预测性也是一个重要的评估维度。可预测性高的风险往往可以通过历史数据、专家意见等方式进行预测和预警；而可预测性低的风险则可能具有较大的不确定性和突发性。因此，在评估风险时，需要考虑风险的可预测性，以便提前制定应对策略和措施。

（2）定量与定性分析相结合

将定量分析与定性分析相结合，能够更全面、准确地评估风险。这种方法不仅考虑了可以量化的风险指标，还兼顾了难以量化的因素，从而确保风险评估的完整性和科学性。

对于能够量化的风险指标，如设备故障率、操作失误率等，定量分析是首选方法。通过收集相关的历史数据，运用统计学和概率论的原理，相关人员可以对这些指标进行精确计算和分析，得出风险的具体数值和概率。这种分析方法具有客观性和准确性高的特点，能够为决策提供有力的数据支持。

然而，在风险评估中，还有许多难以量化的因素，如政策风险、社会舆论等。对于这些指标，定性分析就显得尤为重要。通过专家打分、问卷调查等方式，可以收集到相关人员的意见和建议，对风险进行主观评估。这种方法虽然具有一定的主观性，但能够反映专家的经验和智慧，弥补定量分析的不足。

（3）风险等级动态调整

由于风险并非一成不变，而是随着各种因素的变化而不断演变，因此，相关人员需要根据风险的变化和应对措施的实施效果，对风险等级进行及时的动态调整。

首先，风险等级的动态调整有助于人们及时发现新的高风险点。随着时间和环境的变化，原本被认为是低风险的因素可能逐渐演变为高风险，而一些原本被忽视的风险也可能逐渐浮出水面。通过定期或不定期的风险重新评估和等级调整，相关人员可以及时捕捉这些变化，确保对风险的全面掌控。

其次，风险等级的动态调整有助于优化资源配置。在风险等级调整的过程中，相关人员可以根据风险的优先级和紧急程度，合理分配人力、物力和财力等资源。对于高风险点，相关人员需要投入更多的资源和精力进行防范和应对；而对于低风险点，则可以适当减少资源的投入，实现资源的优化配置和高效利用。

此外，风险等级的动态调整还需要考虑应对措施的实施效果。如果某项应对措施实施后效果不佳，风险并未得到有效控制，那么相关人员就需要对该风险进行重新评估，并调整其等级和应对策略。反之，如果应对措施实施效果良好，风险得到了有效控制，那么相关人员可以适当降低该风险的等级，减少资源浪费。

（三）安全观察法

随着城市化进程的加速，环卫工作在城市运行中的地位日益凸显。然而，环卫工作现场的安全问题也逐渐暴露出来，成为公众关注的焦点。为了有效解决这一问题，需要引入安全观察法，通过现场观察和问题记录与反馈，全面提升环卫工作现场的安全管理水平。

1. 现场观察

现场观察是安全观察法的核心环节，它要求组织专业人员对环卫工作现场进行实地考察，全面了解环卫设施的运行状况、人员的操作行为以及现场的安全管理情况。

（1）专业人员须对环卫设施进行仔细检查

检查包括垃圾处理设备、清扫工具等，确保其处于良好的运行状态，避免因设备故障导致的安全事故。同时，还要关注环卫设施的布局和配置，确保其符合安全要求，减少操作过程中的安全隐患。

（2）专业人员须仔细观察环卫人员的操作行为

他们应该关注环卫人员在作业过程中的安全意识、操作规范以及个人防护等方面的情况。对于存在安全隐患的操作行为，应及时进行纠正和指导，提高环卫人员的安全意识和操作技能。

（3）专业人员须对现场的安全管理情况进行全面了解

他们应该关注现场的安全管理制度、安全培训以及应急预案等方面的情况。对于存在问题的安全管理环节，应及时向相关部门和人员反馈，提出改进意见和建议。

2. 问题记录与反馈

问题记录与反馈是安全观察法的另一重要环节。它要求专业人员对观察过程中发现的问题进行详细记录，并及时向相关部门和人员反馈，提出具体的改进意见和建议。

（1）问题记录要准确、全面

专业人员应该详细记录问题的具体情况、发生原因以及可能导致的后果等信息，为后续的问题解决提供有力的依据。同时，还要对问题进行分类和归纳，便于后续的分析和处理。

（2）问题反馈要及时、有效

专业人员应该将问题及时反馈给相关部门和人员，引起他们的重视和关注。同时，还要提出具体的改进意见和建议，帮助相关部门和人员找到解决问题的有效途径。

（3）问题改进要持续、跟进

相关部门和人员应该认真对待专业人员提出的改进意见和建议，制定具体的改进措施和时间表，并按时进行跟进和评估。对于改进效果不佳的问题，还需要及时调整改进策略和方法，确保问题得到彻底解决。

（四）专家评估法

随着城乡环卫一体化的不断推进，风险评估成为一个不可忽视的环节。为了更加科学、全面地评估风险，专家评估法被广泛应用于这一过程中。

1. 专家团队的组建

在进行城乡环卫一体化风险评估时，首先需要组建一个由环卫领域的专家、学者组成的评估团队。这些专家通常具备深厚的专业知识、丰富的实践经验和敏锐的洞察力，能够从多个角度对风险进行全面、深入的剖析。他们的参与能够确保评估的准确性和客观性。在组建专家团队时，须充分考虑专家的专业领域、实践经验、学术成就等因素，确保团队成员的多样性和互补性。同时，还要注重团队内部的沟通与协作，确保评估工作的顺利进行。

2. 专家意见的征集与整合

专家评估法的核心在于征集和整合专家的意见和建议。通过座谈会、问卷调查等方式，可以收集到专家对城乡环卫一体化风险评估的看法、建议和意见。这些意见和建议涵盖了政策制定、技术选择、资源配置等多个方面，对于全面评估风险具有重要意义。

在征集到专家的意见和建议后，需要对这些信息进行整理和分析。这包括对意见的分类、归纳和总结，以及对数据的统计和分析。通过这一过程，可以形成一份全面、客观的风险评估报告，为决策层提供有力的参考依据。

二、风险评估流程

（一）准备阶段

明确评估目标：确定风险评估的具体目标，如识别潜在风险、评估风险等级、制定应对措施等。

组建评估团队：组建由环卫专家、管理人员等组成的评估团队，明确各成员的职责和任务。

（二）风险识别与评估阶段

风险识别：运用上述风险评估方法，全面识别城乡环卫一体化过程中可能存在的风险点。

风险评估：对识别出的风险进行定性和定量评估，确定风险等级和优先级。

（三）结果汇总与分析阶段

结果汇总：将各评估方法得到的风险评估结果进行汇总，形成全面的风险评估报告。

结果分析：对汇总的结果进行深入分析，找出风险的主要来源和影响因素，为制定应对措施提供依据。

（四）应对措施制定与实施阶段

应对措施制定：根据风险评估结果，制定相应的应对措施和预案，明确责任人和实施时间。

应对措施实施：按照制定的应对措施和预案，组织相关人员进行实施，确保风险得到有效控制。

（五）反馈与持续改进阶段

评估结果反馈：将风险评估结果和应对措施实施情况反馈给相关部门和人员，以便他们了解风险状况并采取进一步措施。

持续改进：根据评估结果和实际情况，不断优化风险评估方法和流程，提高评估的准确性和有效性。同时，加强与其他地区和行业的交流与合作，借鉴先进的环卫管理经验和技术手段，推动城乡环卫一体化的持续发展和改进。

第三节　城乡环卫一体化的风险应对策略与措施

一、设施风险应对策略与措施

（一）定期维护与检修

通过建立设施维护和检修的定期制度，相关人员可以有效地预防潜在故障，减少突发事件的发生，保障城乡环境的整洁与美观。

1. 定期维护与检修有助于及时发现和解决设施存在的问题

环卫设施在长期使用过程中，难免会出现磨损、老化或损坏的情况。通过定期对设施进行检查和维护，相关人员可以及时发现这些问题，并采取相应的措施进行修复或更换，避免问题进一步扩大或引发更严重的后果。

2. 定期维护与检修可以提高环卫设施的使用效率和寿命

设施的正常运行对于环卫工作的顺利进行至关重要。通过定期维护，相关人员可以保持设施的良好状态，减少故障发生的可能性，从而提高环卫工作的效率和质量。同时，及时更换老化或损坏严重的设施，可以避免因设施问题导致的资源浪费和成本增加。

（二）合理布局与规划

合理布局与规划环卫设施是城乡环境管理中的重要环节，它直接影响到环卫工作的效率和质量，以及居民的生活品质。根据城乡发展规划和居民需求，科学规划环卫设施的布局和数量，对于实现环卫工作的优化和城乡环境的持续改善具有重要意义。

1. 合理布局环卫设施须考虑城乡发展的整体规划

城乡发展规划是指导城乡建设和发展的纲领性文件，它包含了对于人口分布、产业布局、交通网络等多个方面的规划。在规划环卫设施时，需要紧密结合城乡发展规划，确保环卫设施与整体发展相协调，避免设施过于集中或过于分散，造成资源浪费或管理不便。

2. 合理布局环卫设施须充分考虑居民需求

环卫设施是服务于广大居民的，因此其布局和数量需要充分考虑居民的生活习惯、出行方式等因素。在人口密集的区域，应适当增加环卫设施的数量和密度，以满足居民的日常需求；在人口相对稀疏的区域，则可以适度减少设施数量，但也要确保基本的环卫服务能够覆盖到每个角落。

3. 合理布局环卫设施须考虑设施之间的协同性和互补性

不同类型的环卫设施在功能和使用上存在一定的差异，因此，须合理搭配和布局，以形成高效、便捷的环卫服务体系。例如，垃圾转运站和垃圾处理厂需要相互配合，确保垃圾能够及时、有效地得到处理；公共厕所和垃圾收集点也需要合理布局，方便居民使用。

4. 合理布局与规划环卫设施须注重前瞻性和可持续性

随着城乡发展的不断推进和居民生活水平的提高，环卫设施的需求也会发生变化。因此，在规划时需要充分考虑未来的发展趋势和需求变化，预留一定的发展空间和弹性。同时，还须注重环保和可持续发展理念的应用，选择环保、节能的设施和设备，减少对环境的影响。

（三）引入智能化技术

引入智能化技术是环卫设施管理领域的一次重大革新，它极大地提升了设施的运行效率和安全性，为环卫工作带来了前所未有的便利。

1. 智能化技术可以实现环卫设施的远程监控

通过安装传感器和摄像头等设备，相关人员可以实时收集设施的运行状态、工作环境和使用情况等信息，并通过网络平台进行远程传输和展示。这样，管理人员就可以随时随地对设施进行监控，及时发现和处理问题，避免传统巡检方式中的人力、时间和成本浪费。

2. 智能化技术可以实现环卫设施的自动化控制

通过应用人工智能、物联网等技术，相关人员可以对环卫设施进行智能化调度和优化控制，使其能够根据实际需求和环境变化自动调节工作模式和运行参数。这不仅能够提高设施的运行效率，还可减少人为操作的失误和安全隐患。

3. 智能化技术可以提升环卫设施的安全性能

通过智能化监控和预警系统，相关人员可以实时监测设施的异常状态和潜在风险，及时采取措施进行干预和处理，有效避免安全事故的发生。同时，智能化技术还可以为设施提供安全保障，如通过智能锁控系统防止非法入侵和破坏等。

二、操作风险应对策略与措施

制定操作规程有助于规范操作人员的行为，确保环卫工作的顺利进行，同时提升工作效率和安全性。

（一）详细的环卫操作规程能够明确操作人员的职责

每一个操作环节都需要有明确的责任人，这样才能确保工作有序进行。通过操作规程，相关人员可以清晰地界定每位操作人员的工作范围、任务要求以及应承担的责任，从而使他们能够更好地履行职责，减少工作失误和遗漏。

（二）操作规程能够规范操作流程

环卫工作涉及多个环节和步骤，如果没有明确的操作流程，很容易导致操作混乱、效率低下。因此，制定详细的操作规程，将每个步骤、每个操作都进行明确的规定和说明，能够使操作人员明确知道应该如何操作、何时操作，从而确保工作的规范性和连贯性。

（三）操作规程能够提高操作的安全性

环卫工作往往涉及一些危险或潜在风险的操作，如清理垃圾、处理污水等。通过制定操作规程，相关人员可以针对这些风险点制定相应的安全措施和应急预案，提醒操作人员注意安全事项，避免发生意外事故。同时，操作规程还可以规范操作人员的个人防护措施，如佩戴安全帽、手套等，确保他们在工作过程中的安全。

（四）操作规程的制定需要考虑到实际情况和变化

环卫工作可能因地域、环境、季节等因素而有所不同，因此操作规程需要具有一定的灵活性和适应性。在制定过程中，相关人员需要充分征求操作人员的意见和建议，结合实际情况进行调整和完善，确保操作规程的实用性和可操作性。

三、人员风险应对策略与措施

（一）配备必要装备

为环卫工人配备必要的防护装备和安全设施，不仅是保障他们人身安全的必要措施，更是体现对他们工作尊重和关怀的重要方式。这些装备和设施能够在环卫工人执行任务时提供有效的保护，降低意外风险，确保他们能够在安全的环境中工作。

1. 反光背心

在夜间或清晨的清扫作业中，环卫工人面临诸多安全隐患，尤其是能见度较低的情况下，更容易遭遇交通事故。此时，反光背心的作用就显得尤为突出。

这种背心采用了特殊的反光材料制作，能够在车辆灯光或路灯的照射下发出醒目的反光。当环卫工人穿着反光背心在道路上作业时，过往车辆的驾驶员可以很容易地看到他们，从而提前采取措施避让，大大降低了发生交通事故的风险。除了提醒过往车辆外，反光背心还起到了警示行人的作用。在夜间或清晨，行人往往也看不清前方的路况，反光背心可以帮助行人及时发现环卫工人，避免发生碰撞事故。此外，反光背心还具有轻便、舒适、易穿脱等特点，方便环卫工人在作业中穿着。同时，它还可以与其他防护装备搭配使用，如安全帽、手套等，共同为环卫工人提供全方位的保护。

2. 安全帽

安全帽，作为环卫工人日常工作中的关键安全装备，发挥着至关重要的作用。在环卫工人执行清扫垃圾、处理废弃物等任务时，他们经常处于复杂且充满风险的环境中。因此，佩戴安全帽不仅仅是一种规定，更是对他们生命安全的重要保障。

在清扫作业中，环卫工人可能会遭遇高处坠落的物体，如树枝、建筑废料等。这些物体一旦落下，往往带有巨大的冲击力，如果没有适当的防护措施，很可能对环卫工人的头部造成严重伤害。而安全帽，凭借其坚固的外壳和内部缓冲材料，能够有效地分散和减轻这些冲击力，从而保护环卫工人的头部不受到致命伤害。

此外，环卫工人在作业过程中还可能遭遇各种碰撞风险。无论是与其他工人、机械设备还是固定物体发生碰撞，都可能对头部造成不同程度的伤害。而安全帽的佩戴，就像是为环卫工人的头部加上了一层"防护罩"，能够在碰撞发生时起到缓冲作用，减小伤害程度。

值得一提的是，安全帽的设计还考虑到了舒适性和透气性。它采用轻便的材质制作，不会对环卫工人的工作造成负担。同时，内部通风设计能够有效排汗，避免在炎热天气下佩戴安全帽而感到不适。

3. 口罩

环卫工人日常工作中，经常会接触到各类粉尘、有害气体等有害物质，这些物质一旦长期吸入体内，将对他们的呼吸系统造成严重损害。

粉尘是一种常见的有害物质，尤其在清扫街道、处理垃圾等作业中，环卫工人极易吸入大量粉尘。这些粉尘中可能含有各种有害微粒，长期吸入会导致呼吸道疾病，如支气管炎、哮喘等。而有害气体同样威胁着环卫工人的健康，例如汽车尾气、工厂排放的有毒气体等，都可能对呼吸系统造成不可逆的伤害。

为了有效应对这些威胁，环卫工人需要佩戴专业防护口罩。这些口罩采用特殊材料制成，能够过滤掉空气中的大部分有害物质，确保环卫工人在作业时呼吸到更为清新的空气。专业防护口罩的设计还考虑到了舒适性和耐用性，确保环卫工人在长时间佩戴时仍能保持舒适感，并且口罩的使用寿命也相对较长。

此外，环卫工人还应定期更换口罩，以保持其良好的过滤效果。同时，相关部门也应加强对环卫工人防护装备的检查和监督，确保他们能够在安全的环境中工作。

4.手套

在处理垃圾的过程中，环卫工人经常需要接触各种废弃物，包括尖锐的玻璃碎片、金属物品等。这时，耐磨、耐刺穿的手套就能发挥出巨大的作用。这类手套通常由高强度材料制成，能够有效防止尖锐物刺穿手套，进而伤害到工人的双手。此外，手套的耐磨性能也能确保工人在长时间的工作中，手套不易破损，从而持续为双手提供保护。

而在清扫街道时，环卫工人则要面对不同的挑战。比如，在寒冷的天气里，手部容易因为长时间暴露在低温环境中而冻伤。此时，选择防滑、保暖的手套就显得尤为重要。这类手套通常具有较厚的内衬和保暖材料，能够有效地隔绝外部的寒冷空气，为手部提供足够的保暖效果。同时，手套的防滑设计也能确保工人在清扫过程中，能够稳定地握住清扫工具，避免因为手部打滑而导致的意外伤害。

除了提供保护，手套还能在一定程度上提高环卫工人的工作效率。例如，防滑手套能够确保工人在操作清扫工具时更加稳定，减少因为手部打滑而导致的操作失误。而耐磨手套则能够延长工具的使用寿命，减少因为手部与工具之间的摩擦而导致的磨损。

5. 护目镜

在日常清扫道路或处理垃圾的过程中，环卫工人常常要面对那些飞扬的灰尘、细小的垃圾碎片以及其他杂物。这些看似微不足道的物质，实则潜藏着对工人视力健康的巨大威胁。

想象一下，在清扫街道时，一阵风吹过，带起了满地的尘土和垃圾碎片。如果没有护目镜的保护，这些杂物很可能会直接飞溅到工人的眼睛里，造成不适甚至伤害。长时间下来，这种反复的眼部刺激不仅会影响工人的工作效率，还可能引发更严重的眼部疾病。

而护目镜的出现，就像是环卫工人眼前的一道坚固屏障。它紧密地贴合在工人的脸部，有效地阻挡了那些飞扬的杂物，确保它们无法接触到工人的眼睛。这样一来，环卫工人在工作时就能更加安心，不必再担心杂物对眼睛的伤害。特别是在风大、尘土飞扬的天气里，护目镜的作用就更加明显了。它能够阻挡住大部分的风沙和尘土，让工人的视线始终保持清晰。这样，环卫工人就能更加专注地完成工作，提高工作效率。

（二）合理安排工作时间

合理安排环卫工人的工作时间和路线，对于保障他们的安全和健康至关重要。特别是在面对高温、雨雪等恶劣天气时，更是需要谨慎而周密的安排。

1. 对于高温天气，应尽量避免在中午时分进行户外作业

中午时分，阳光炽烈，地面温度骤升，此时进行户外作业极易引发中暑、脱水等健康问题，甚至可能危及生命。因此，科学合理地调整环卫工人的工作时间显得尤为重要。

（1）可以考虑将环卫工人的工作时间调整至清晨或傍晚

这两个时段，气温相对较低，阳光较为温和，不仅有利于环卫工人的身体健康，还能确保他们的工作效率。清晨的空气清新，街道相对干净，环卫工人可以在较为舒适的环境下完成作业；而傍晚时分，经过一天的繁忙，人们逐渐归家，此时进行清扫工作也能减少对市民生活的影响。

（2）应为环卫工人提供充足的饮用水和防晒用品

在高温天气下，人体容易出汗，失去大量水分和盐分，因此及时补充水分至关重要。相关人员可以在工作区域设置饮水点，确保环卫工人能够随时饮水。同时，防晒用品也是必不可少的。为环卫工人提供防晒霜、遮阳帽等防晒用品，可以有效减少阳光对皮肤的伤害，降低中暑的风险。

（3）应加强对环卫工人的健康监测和应急处理能力

定期为环卫工人进行体检，及时发现和处理健康问题；同时，制定应急预案，一旦有环卫工人出现中暑等紧急情况，能够迅速采取救援措施，确保他们的生命安全。

2. 在雨雪等恶劣天气下，应特别注意环卫工人的防滑和保暖措施

在雨雪等恶劣天气下，环卫工人的工作环境变得尤为复杂和危险。为了确保他们的安全和健康，防滑和保暖措施显得尤为重要。

防滑是首要考虑的问题。雨雪天气中，地面湿滑，环卫工人稍不留神就可能摔倒。因此，为他们配备专门的防滑鞋是至关重要的。这种鞋子通常具有特殊的防滑纹路和材质，能够大大增加在湿滑地面上的摩擦力，降低滑倒的风险。同时，环卫工人作业时，应保持步伐稳健，尽量避免急走或跑动，以防不慎滑倒。

保暖措施同样不可忽视。在寒冷的雨雪天气中，环卫工人长时间暴露在户外，很容易受到寒冷的侵袭。为此，可以为他们提供雨衣、保暖内衣等装备，确保他们在作业时能够保持身体干燥和温暖。雨衣能够有效地阻挡雨水和雪花的侵入，保持工人的身体不被湿透；而保暖内衣则能够提供额外的热量，帮助工人抵御寒冷。

除了个人防护装备，还应根据天气情况灵活调整作业路线。在雨雪天气中，有些区域可能积水严重或路况复杂，存在较大的安全隐患。因此，相关人员应尽量避免在这些区域安排环卫工人作业，以免发生意外。同时，相关人员还应加强与相关部门的沟通协作，及时了解路况信息，为环卫工人提供安全的作业环境。

3. 根据交通状况来合理安排环卫工人的工作时间和路线

在安排环卫工人的工作时间和路线时，交通状况是一个必须考虑的重要因素。合理的安排不仅能保障环卫工人的安全，还能提高他们的工作效率。

（1）交通高峰期是道路上车辆和行人最为密集的时刻，对于环卫工人来说，此时在道路上作业无疑会大大增加他们遭遇交通事故的风险

相关人员应尽量避免在交通高峰期安排环卫工人在繁忙的道路上作业。这并不意味着环卫工人在这段时间内可以休息，而是可以将他们的工作重心转移到其他相对安全的区域，如公园、人行道等。

（2）在交通相对平缓的时段，如清晨或深夜，可以安排环卫工人在主要道路上进行作业

此时，道路上的车辆和行人较少，环卫工人可以有更充足的时间和空间进行清扫，工作效率也会相应提高。同时，为了确保环卫工人的安全，相关人员还应为他们配备反光背心、手电筒等装备，提高他们在夜间或低光照条件下的可见性。

除了考虑交通状况，还应结合实际路况来制定环卫工人的作业路线。例如，对于某些道路狭窄、弯道多或者存在其他安全隐患的区域，应尽量避免安排环卫工人在此进行作业。相反，可以选择那些宽敞、平坦且交通流量相对较小的道路作为他们的作业区域。

（三）加强劳动保障

加强劳动保障对于环卫工人来说至关重要，这不仅是对他们辛勤工作的认可，更是对他们权益的切实保障。完善的劳动保障体系能够为环卫工人在面临意外伤害或疾病时提供及时救治和经济补偿，从而减轻他们的负担，让他们能够更加安心地投入到工作中。

1. 工伤保险

环卫工作特性决定了其风险性相对较高，无论是穿梭于车流中的清扫作业，还是处理各类垃圾时可能遭遇的意外伤害，都使得环卫工人成为了易受伤害的高危群体。正因如此，工伤保险的引入显得尤为重要。一旦环卫工人

在作业过程中不幸遭遇交通事故、意外伤害等风险，工伤保险便能发挥其重要作用。它不仅能提供及时的医疗救治，确保受伤工人得到妥善的治疗和照顾，更能在经济上给予工人必要的补偿，帮助他们渡过难关，减轻因意外造成的经济负担。

工伤保险的存在，不仅是对环卫工人个人权益的保障，更是对整个社会公平正义的维护。它让环卫工人在付出辛勤劳动的同时，也能感受到来自社会的关爱和温暖，增强他们的归属感和安全感。同时，工伤保险的实施也有助于提升环卫工人的工作积极性和职业尊严，使他们能够更加安心、放心地投入到城市环卫事业中。

2. 医疗保险

长期在户外作业的环卫工人，不仅面临着各种恶劣天气和环境带来的挑战，还时常受到各类疾病的威胁。有了医疗保险，环卫工人们在生病时能够得到及时、有效的治疗，不再因担心高昂的医疗费用而延误病情，这对于他们的身体健康和生命安全至关重要。

此外，医疗保险还能为环卫工人提供一系列预防性健康服务。定期体检和筛查，可以帮助他们及时发现并治疗潜在的健康问题，从而避免疾病发展到严重程度，减轻他们的身体和经济负担。这些预防性措施，不仅是对环卫工人身体健康的关爱，更是对他们劳动价值的尊重和认可。

除了医疗救治和预防性健康服务，医疗保险还能为环卫工人提供心理支持。面对疾病和伤痛，人们往往会感到焦虑和无助。医疗保险的存在，让环卫工人们在面对健康问题时，能够有更多的信心和勇气去战胜困难，重新回归正常的生活和工作。

此外，除了工伤保险和医疗保险，还应该关注环卫工人的其他劳动保障权益。例如，为他们提供合理的工资待遇，确保他们的劳动成果得到应有的回报；为他们提供充足的休息时间，避免过度劳累导致的健康问题；为他们提供安全卫生的工作环境，减少职业病的发生等。

四、管理风险应对策略与措施

（一）完善管理制度

完善管理制度是确保环卫工作有序进行的关键所在。通过制定和完善环卫管理制度，相关人员可以明确各部门的职责和协作机制，为环卫工作的顺利开展提供有力的制度保障。

1. 制定全面的环卫管理制度至关重要

（1）环卫管理制度应覆盖清扫保洁的各个环节

从清扫的频率、范围到保洁的标准，都应有明确的规定。例如，针对不同区域和场所，可以设定不同的清扫频次和保洁标准，以确保公共环境的整洁和卫生。同时，制度还应明确清扫保洁的具体操作流程和方法，以便环卫工人能够按照规范进行作业。

（2）垃圾处理是环卫管理制度的重要组成部分

垃圾处理包括垃圾的收集、分类、运输和处理等各个环节。制度应明确规定各类垃圾的处理方式和标准，以及垃圾收集的时间和地点。同时，还应加强对垃圾处理设施的维护和管理，确保其正常运行和环保达标。

（3）设备维护是环卫工作中不可忽视的一环

环卫管理制度应包含设备的日常检查、保养和维修等内容，以确保设备的正常运行和延长使用寿命。制度还应规定设备的使用和管理责任，防止因不当使用或管理不善导致的设备损坏或安全事故。

（4）在制定环卫管理制度时，应注重可操作性和实用性

制度应简洁明了，易于理解和执行。同时，还应根据实际情况进行调整和完善，以适应不同地区和场所的环卫工作需求。通过制定全面、细致且实用的环卫管理制度，相关人员可以为环卫工人提供有力的工作支持，促进环卫工作的规范化、标准化和高效化。

2. 明确各部门的职责和协作机制是管理制度的核心内容

每个部门都应清楚了解自己的职责范围和工作目标，这不仅能让各部门

在日常工作中有的放矢，还能确保整个环卫系统的顺畅运转。

（1）各部门应明确自己的职责范围

清扫部门应负责公共区域的清扫保洁工作，确保地面无垃圾、无污渍；垃圾处理部门则负责垃圾的收集、分类和运输，确保垃圾得到及时有效的处理；设备维护部门则应对环卫设备进行定期的检查和维修，保障设备的正常运行。每个部门都应按照职责分工，切实履行自己的职责，确保环卫工作的顺利进行。

（2）建立有效的协作机制至关重要

环卫工作是一个系统工程，需要各部门之间的密切协作和配合。例如，清扫部门与垃圾处理部门之间应建立良好的沟通机制，及时反馈清扫过程中的垃圾产生情况，以便垃圾处理部门能够合理安排垃圾的收集和处理工作。同时，设备维护部门也应与其他部门保持密切联系，及时了解设备的使用情况和问题反馈，确保设备的正常运行和及时维修。

（3）形成工作合力是各部门协作的重要体现

各部门之间应相互支持、相互配合，共同应对环卫工作中出现的各种问题和挑战。通过协作配合，不仅能够提高工作效率，还能减少工作中的摩擦和误解，增强团队凝聚力和向心力。

3.管理制度要不断地进行修订和完善

完善管理制度是一个持续不断的过程，它随着环卫工作的发展和变化而不断演进。随着社会的进步和科技的更新，环卫工作面临着新的挑战和机遇，这就要求相关人员不断地对管理制度进行修订和完善，以适应新的工作环境和需求。

（1）建立制度修订机制是完善管理制度的基础

相关部门应设立专门的修订小组或委员会，负责定期对管理制度进行审查和修订。修订工作应基于实际情况，充分考虑环卫工人的意见和建议，确保修订后的制度更加贴近实际、更加科学合理。

（2）制度修订应注重时效性和前瞻性

随着环卫工作的快速发展，新的技术、设备和管理理念不断涌现，应及时将这些新的元素融入管理制度，使其保持与时俱进。同时，还应关注未来发展趋势，预测可能出现的新问题和新挑战，提前在制度中做出相应的规定和安排。

（3）制度修订应注重细节和可操作性

管理制度的每一个条款都应具体明确、易于理解，避免出现模糊不清或难以执行的情况。在修订过程中，相关人员应注重细节的完善，确保制度的每一个环节都能得到有效执行。同时，相关人员还应加强对制度的宣传和培训，确保环卫工人能够充分理解和遵守新的制度规定。

（4）制度修订应是一个开放和包容的过程

相关人员应广泛听取各方面的意见和建议，充分吸收先进的管理经验和做法，不断完善和提升管理制度的质量和水平。同时，相关人员还应鼓励环卫工人积极参与制度修订工作，发挥他们的主动性和创造性，共同推动环卫工作的健康发展。

（二）建立应急机制

建立应急机制能够在突发事件发生时迅速响应，有效减轻损失，保障环卫工人的安全和城市的正常运转。

1. 对可能出现的突发事件进行全面分析

为了确保环卫工人和公众的安全，以及环卫工作的连续性，相关人员需要对可能出现的突发事件进行全面深入的分析，并据此制定详尽的应急预案。

（1）自然灾害是环卫工作中常见且难以预测的突发事件之一

自然灾害包括但不限于暴雨、洪水、台风、地震等。这些灾害往往会造成道路积水、垃圾堆积、设施损坏等问题，严重影响环卫工作的正常进行。因此，须要制定针对自然灾害的应急预案，包括提前准备防洪排涝设备、及时清理积水和垃圾、修复损坏设施等措施，确保环卫工作能够在灾害发生后迅速恢复。

（2）交通事故是环卫工作中常见的突发事件

环卫工人在道路上作业时，往往面临着被车辆撞击的风险。因此，相关人员须制定交通事故应急预案，包括设置醒目的警示标志、穿戴反光背心等安全防护装备、培训工人掌握紧急避险技能等措施，以最大程度地降低交通事故对环卫工人的伤害。

（3）公共卫生事件是不容忽视的突发事件之一

传染病流行等情况都可能对环卫工作产生重大影响。在这种情况下，相关人员需要制定严格的卫生防疫措施，包括加强环卫工人的个人防护、定期消毒环卫设施、合理处理垃圾等，以防止疾病的传播和扩散。

在制定应急预案时，相关人员须充分考虑各种可能的情况和变化，确保预案的灵活性和适应性。同时，预案应具体、可行，明确应急响应的流程和措施，以便在突发事件发生时能够迅速、有效地进行应对。

2. 应急机制须注重应急资源的储备和调配

（1）人力资源是应急机制中最为核心的部分

相关人员须组建一支专门的应急队伍，包括经验丰富的环卫工人和管理人员。这些应急人员应经过专门的培训，具备应对各种突发事件的能力和技能。同时，相关人员还要建立应急人员的管理制度，确保他们能够在需要时迅速集结，投入应急工作。

（2）物资储备是应急机制中不可或缺的一环

相关人员需要根据可能发生的突发事件类型和规模，提前储备足够的应急物资，如防护服、口罩、消毒液、清扫工具等。这些物资应存放在易于取用的地方，并定期检查和维护，确保其质量和数量都符合要求。在突发事件发生时，能够迅速调配这些物资，为应急工作提供必要的支持。

（3）设备资源同样重要

相关人员需要配备先进的环卫设备和应急设备，如垃圾处理车、清扫车、应急照明设备等。这些设备应定期维护和检修，确保其处于良好的工作状态。在突发事件发生时，能够迅速调配这些设备，提高应急工作的效率和效果。

（4）在应急资源的调配方面，需要建立高效的调度机制

调度机制包括建立应急资源的信息管理系统，实时掌握资源的数量、位置和状态；建立应急资源的调配流程，明确各部门的职责和协作方式；建立应急资源的共享机制，实现资源的优化利用。通过这些措施，相关人员可以确

保在突发事件发生时，能够迅速、准确地调配应急资源，为应急工作提供有力的保障。

3.建立应急机制须注重信息的收集和传递

在突发事件发生时，信息的准确性和时效性直接影响到应急响应的效率和效果。因此，相关人员必须高度重视并加强这一环节的工作。

（1）建立有效的信息收集系统是基础

相关人员需要利用现代技术手段，如物联网、大数据等，建立多渠道的信息收集网络。这个网络应该覆盖环卫工作的各个环节和部门，能够实时收集到与突发事件相关的各种信息。同时，相关人员还需要建立信息筛选和验证机制，确保收集到的信息真实可靠，避免因为错误或虚假信息导致应急响应失误。

（2）建立快速的信息传递机制是关键

在收集到信息后，相关人员需要通过有效的渠道和方式，将信息迅速传递给相关部门和人员。这包括建立内部通讯系统，确保各部门之间能够实时沟通；建立信息发布平台，及时向公众发布有关信息，避免引起恐慌或误解。同时，相关人员还需要建立信息共享机制，促进各部门之间的协作配合，形成合力应对突发事件。

（3）加强信息的安全性和保密性也是不可忽视的

在信息收集和传递过程中，相关人员须注意保护个人隐私和敏感信息，防止信息泄露或被滥用。为此，相关人员须建立完善的信息安全管理制度和技术手段，确保信息的安全性和保密性得到保障。

（4）相关人员还须不断优化和完善信息收集和传递机制

随着技术的不断进步和环卫工作的不断发展，相关人员须不断探索新的信息收集方式和传递手段，提高信息的准确性和时效性。同时，相关人员还须加强人员的培训和教育，提高他们的信息意识和处理能力，确保在突发事件发生时能够迅速、准确地收集和传递信息。

结　语

在系统研究后，已经对城乡环卫一体化这一课题进行了全面而深入的剖析。在城市化进程不断加速的当下，城乡环境卫生问题不仅关系到城乡居民的日常生活质量，更是影响经济社会可持续发展的重要因素。城乡环卫一体化建设与管理，作为解决这一问题的关键所在，其重要性日益凸显。本书通过理论与实践相结合的方式，对城乡环卫一体化的内涵、现状、挑战与对策进行了系统阐述。我们回顾了城乡环卫一体化的历史演变过程，分析了当前的发展现状，并展望了其未来的发展趋势与前景。同时，本书还从规划与设计、管理体制与机制、资源配置与利用、技术与装备、案例分析、风险评估与应对、监督与评估等多个角度，对城乡环卫一体化建设与管理进行了深入探讨。在总结本书内容时，我们不难发现，城乡环卫一体化建设与管理是一项系统工程，需要政府、企业、社会各方共同参与，形成合力。通过整合城乡环境卫生资源，构建统一、高效、可持续的环卫管理体系，不仅可以改善城乡居民的生活环境，提高生活质量，还能推动城乡经济社会的协调发展，促进生态文明建设。

当然，城乡环卫一体化建设与管理也面临着诸多挑战。如何克服这些挑战，推动城乡环卫一体化的深入发展，是我们需要思考和探索的问题。未来，我们期待通过不断的创新与实践，找到更加有效的解决方案，为城乡环境卫生改善贡献智慧和力量。此外，本书在撰写过程中广泛借鉴了国内外相关研究成果和实践经验，力求为读者提供全面、系统的学习材料。同时，我们也注重案例分析和实证研究，希望通过具体案例的剖析，为读者提供更加直观、生动的学习体验。

我们相信，在各方共同努力下，城乡环卫一体化建设与管理一定能够取得更加显著的成效，为城乡居民创造更加美好的生活环境，为经济社会可持续发展作出更大贡献。

参考文献

[1] 姜冬梅，李建伟 . 昌邑市：提升城乡环卫一体化新模式建设人民满意的现代化品质城市 [J]. 城乡建设，2022，（12）：50-52.

[2] 刘红 . 以城乡垃圾分类、环卫服务均等化推动城乡环卫一体化建设 [J]. 数字化用户，2024，（26）：291-292.

[3] 李俊成 . 探析新时代交通工程建设管理面临的问题及解决路径 [J]. 越野世界，2023，18（19）：151-153.

[4] 唐灵芳 . 城乡环卫一体化管理模式的发展研究 [J]. 城镇建设，2023，（13）：1-3.

[5] 汪鲁宁 . 城乡环卫一体化监管制度问题与对策研究 [J]. 科技尚品，2023，（2）：139-141.

[6] 张琦珊 . 实施城乡环卫一体化助力乡村振兴 [J]. 中国房地产业，2022，（12）：51-53.

[7] 胡素萍 . 探索城乡环卫一体化项目工程建设的监督与管理 [J]. 现代物业，2023，（1）：91-93.

[8] 冯照青 . 乡村振兴背景下实施城乡环卫一体化的思考 [J]. 互动软件，2022，（8）：865-866.

[9] 江军海 . 安丘市城乡环卫一体化助力人居环境提升 [J]. 城乡建设，2022，（9）：79.

[10] 魏龙 . "商河模式"——城乡环卫一体化运营模式的创新与实践 [J]. 再生资源与循环经济，2022，15（8）：18-24.

[11] 孙飞 . 城乡统筹背景下环卫一体化管理创新研究 [J]. 经济与社会发展研究，2022，（7）：209-211.

[12] 杨明广.山东昌邑：一村一落皆风景农村有了"城市范儿"[J].城乡建设，2023，（11）：56–57.

[13] 翟继武，陈宏宇，查木哈，等.农村生态环境质量监测与评价[J].黑龙江环境通报，2022，3（52）：100–101，104.

[14] 黄政，周晓.中环洁宁波北仑环卫一体化服务项目[J].环境卫生工程，2022，30（3）：108–110.

[15] 井立义，夏传嘉.打好整治"零工"组合拳[J].农村财务会计，2022，（4）：30–31.

[16] 于传胜，崔文领.政策助力文登区推动垃圾治理制度化[J].农业知识，2022，（5）：46.

[17] 江军海.安丘市：城乡环卫跨入5年提升快车道[J].城乡建设，2022，（8）：30–31.

[18] 黄催华.聚焦农村"治垃圾"改善农村人居环境[J].湖南农业，2022，（11）：42.

[19] 崔春红，冯欢，程花，等.苏南地区村镇垃圾特征及分类处理利用模式[J].湖南生态科学学报，2022，（91）：1–6.

[20] 吴秋霏.市政园林绿化工程施工管理中存在问题及对策研究[J].砖瓦世界，2023，（14）：154–156.

[21] 魏宝峰.BIM技术在市政道路施工中的实践应用探讨[J].智能建筑与智慧城市，2023，（10）：102–104.

[22] 王芹.做好城乡环卫档案管理的有效途径探析[J].兰台内外，2023，（17）：46–48.

[23] 崔春梅.巾帼情系环卫汗水靓化城市——记全国住房和城乡建设系统先进个人马素红[J].城乡建设，2023，（6）：58–60.

[24] 黄诗谊.自治区住房城乡建设厅开展2024年春节慰问环卫、园林绿化工人活动[J].广西城镇建设，2024，（2）：6.

[25] 住房城乡建设部城市建设司组织召开全国城市生活垃圾分类工作电视电话会议[J].建设科技，2024，（1）：6.

[26] 黄诗谊. 自治区住房城乡建设厅开展慰问百色疫情防控一线人员活动 [J]. 广西城镇建设，2022，（2）：4.

[27] 建筑杂志社，中国城市环境卫生协会."发现·最美环卫人"环卫故事随手拍征集活动通知 [J]. 城乡建设，2022，（9）：14-15.

[28] 束保成. 南宋环卫官再探——与林煌达先生《南宋环卫官的演变与发展》商榷 [J]. 中山大学学报（社会科学版），2023，6（33）：27-37.

[29] 周彪. 环卫作业养护体制改革路径及启示——以上海市嘉定区为例 [J]. 资源节约与环保，2023，（6）：125-128.

[30] 姚文龙，庞震，池荣虎，等. 环卫车辆轨迹跟踪系统的无模型自适应迭代学习控制 [J]. 控制理论与应用，2022，3（91）：101-108.